Silicon Valley style The lessons to optimize your mind and heart Mindfulness that enriches your life

シリコンバレー式 頭と心を整えるレッスン

人生が豊かになるマインドフルライフ

木蔵シャフェ君子

講談社

Prologue

次の三つの問いに「はい」「いいえ」で答えてください。

Q　今、頭と心は、リラックスしていますか？

Q　今、この時間をていねいに味わっていますか？

Q　今、過去や未来ではなく、「現在」を思っていますか？

この本を読み終えたころ、この三つの問いがすべて「はい」になるって信じられますか？　あなたの豊かなマインドフルライフの始まりです。

シリコンバレーのビジネスピープルのあいだで、二〇一〇年前後からムーブメントとなり、定着したマインドフルネス。

次々と新しい技術が誕生し、社会が変化しつづける現代において仕事への取り組み方は大きく変化しました。せっかく身につけたスキルはすぐに時代遅れとなり、指示されたことをコツコツやるだけでは、高い成果が出せません。

新しいアイデアを生み出す発想力や創造性、仲間たちとの協力関係を築く豊かなコミュニケーション能力、そしてストレスを管理することの大切さは誰もが認めるところです。

そこでシリコンバレーのビジネスピープルは、マインドフルネスに目をつけました。

マインドフルネスは、私たちにもっとも適切な意識のあり方を教えてくれます。

たとえば、こんなふうに。

- **今ここに意識を向ける**
- **(どんなに忙しくても)立ち止まる**
- **今をていねいに味わう**
- **リラックスして周囲を観察する**
- **頭だけでなく身体全体の感覚を大切にする**

その結果、私たちはどんなふうに変化するでしょうか。

・ひらめきをつかまえやすくなる
・それた集中を取り戻すことができる
・今、もっとも大切にすべきことがわかる
・創造力が湧いてくる
・すぐに心をリカバーできる
・より大きな視点で物事を観察できる
・目の前にいる人への思いやりが生まれる

現代のビジネスピープルが取り組むべき理由がわかっていただけるでしょうか。適切な意識の置き方さえできれば、あなたのもとに自然に変化が訪れるのです。

マインドフルネスとは、瞑想することだと捉える人も多いのですが、瞑想は、あくまでマインドフルネスを促すためのトレーニングです。効果は絶大ですが、瞑想だけがマインドフルネスではありません。

マインドフルネスを取り入れるようになったシリコンバレーのビジネスパーソンは、立ち止まることの大切さに気づきます。

すると平日の働き方だけではなく、休日の過ごし方も大きく変わります。最近では、リトリート施設が大人気です。

リトリート施設とは、心と身体を休めることを目的とした宿泊施設で、たいていは豊かな自然のなかにあります。美味しい三度の食事と寝るところ、そして、瞑想や散歩、あるいはカヌーやトレッキングなどさまざまな活動プログラムを提供し、マインドフルネスを実践できるようになっています。

私が定期的に参加しているのは、「沈黙の瞑想」という少し変わったプログラムです。一週間くらいの期間中、誰とも話をしない、アイコンタクトすらしないで、ただ座る瞑想と歩く瞑想を続けるだけというプログラムで、初めてのときは、途中で過去の未消化だった記憶が蘇り、涙があふれて止まらなくなった後、心が軽くなったりしました。瞑想を続けていると、他にも自分の考え方のパターンや、生きる姿勢など、自分に対する気づきが生まれるのです。いまやすっかり〝やみつき〟になっています。

リトリート施設での滞在は、デジタルデトックスを兼ねていることも多いようです。シリコンバレーで働くビジネスパーソンにメールを送ると、「現在、デジタルデトックス中ですので、〇日まで連絡ができません」というメッセージが自動返信されてくることがあります。彼らは休日を使って、年に数回デジタルデトックスを兼ねたリトリートに出かけるからです。デジタルデトックスとは、ＰＣやその他のデバイスに一切触れず、インターネットにもつながないようにすること。

彼らがリトリートをつうじて、いかに立ち止まることを大切にしているかがわかります。

シリコンバレーから車で一時間のところにあるサンタクルーズで暮らし始めて十七年になる私も、この地でマインドフルネスと出会い、人生が大きく変わりました。完璧を求めるあまり、自分からどんどん苦労を背負い込《しょこ》んでいた私が、自由にのびのびと仕事に取り組むようになり、グーグル発のマインドフルネス（サーチ・インサイド・ユアセルフ）の、日本人女性初の認定講師になったのです（二〇一七年現在、世界中で約一〇〇名、うち日本人は五名）。

その後、シリコンバレーを中心に、グーグル、フェイスブック、ＳＡＰなど米国内の企業を中心に、グローバルな舞台でマインドフルネスのトレーニングを行うようになり、現在は、一般社団法人マインドフルリーダーシップインスティテュート（MiLI）の理事として、マインドフルネスの概念とメソッドを取り入れた組織とリーダーシップ育成プログラムを、おもに日本の企業や個人に向けて提供しています。

日本のビジネス環境は、いま変革のときを迎えています。労働時間を短縮し、かつ生産性を高めることの重要性は誰もが認めるところです。

その実現のための、マインドフルネスの活用である、と私は信じて疑いません。

そして、ここからが大切なのですが、真のマインドフルネスの魅力は、ただ仕事のパフォーマンスを上げることだけにあるのではありません。

マインドフルネスの真の目的は、私たちの人生をより良いものとすること。仕事のために自分自身を最適化することが目的ではありません。

マインドフルネスは、私たちの心と身体を大きく変えます。

そして、あなたの仕事と人生も大きく変わるでしょう。

勇気をもって第一歩を踏み出しましょう。

レッスン1では、マインドフルネスの震源地となったシリコンバレーとその周辺エリアの豊かな土壌、そしてこの五十年にわたる人間の可能性への真摯な取り組みについてご紹介します。マインドフルネスは、ＩＴビジネスの繁栄で、お金儲けや競争で疲れた人たちのために生まれたものではなく、真の意味での豊かな人生への挑戦がここにはあるのです。

レッスン2では、書籍やＴＶで伝えられているものの、いまだにわかりにくい「そもそもマインドフルネスって何?」ということを、シリコンバレーの特徴であるオープンな視点で紹介します。マインドフルネスという概念を理解するうえで、さまざまな異なる視点を経験することで、早い段階から多角的で深い気づきを得ていただくよう意図しました。

レッスン3では、脳科学を踏まえて、マインドフルネスの実践が私たちの頭と心をどう整え、なぜ良いのかを詳しく説明します。シリコンバレー式のマインドフルネスが信頼性をもって世界に広まった大きな理由となっている部分でもあります。

レッスン4は、基本のマインドフルネス瞑想をていねいにガイドしていきます。実践を始めた方からは、「シンプルであるがゆえに、逆に混乱や難しさを感じる。ちゃんとできているという実感が持てない」という声をよくいただきます。その不安と混乱に対してクリアな解説をし、実践へのモチベーションを高めていきます。

レッスン5は、マインドフルネスの最も重要なポイントである、頭と心を整える方法を具体的に紹介し、普段の生活をマインドフルライフへと変容させていきます。特別な設備や場所は必要ありません。ただ、今、この瞬間から始めるだけでよいのです。

マインドフルネスを今すぐ実践したい、試してみたいという方は、レッスン4から読み始めていただいてもかまいません。

実践するなかで、疑問が湧いてきたときは、レッスン1から3を参照してください。

番外編の実践者の声と対談では、アメリカ、アフガニスタン、日本で、マインドフルライフを実践している人たちのリアルな声をご紹介します。実践を続けると、生活、仕事、健康へどのような変化が起こるのか、どんな取り組みをしているのか、机上の空論ではなく実際に人生を変えるヒントを見つけていただければと思います。

最後、グーグルの元トップエンジニアでマインドフルネス牽引《けんいん》者である、チャディー・メン・タン氏との対談も実現しました。最後に世界で注目されるマインドフルネス・ムーブメントのリーダーが、個人から世界全体へと広がる、大胆な今後の挑戦について熱く語っています。

マインドフルネスは知るだけではいっさい変化をもたらしません。実際にやらなければ運動はなぜ身体に良いかという理由とやり方を知っていても、何の変化もないのと同じです。

マインドフルネスを実行するのはとても簡単で、今すぐどこでもできます。そこで各レッスンの末尾には、数分で簡単にできる振り返りのワークを設けて、読んだらすぐ体験に落とし込む、というレッスン形式にしました。ぜひ、振り返りのワークも実行していただくようお願いいいたします。

さあ、それではレッスンを開始しましょう！
頭と心を整え、人生を豊かに変える準備はよろしいでしょうか？
まずは深呼吸をして、「今・ここ」に注意を戻しつつ。

シリコンバレー式 頭と心を整えるレッスン
人生が豊かになるマインドフルライフ　もくじ

Lesson 1

彼らがマインドフルネスにはまる理由

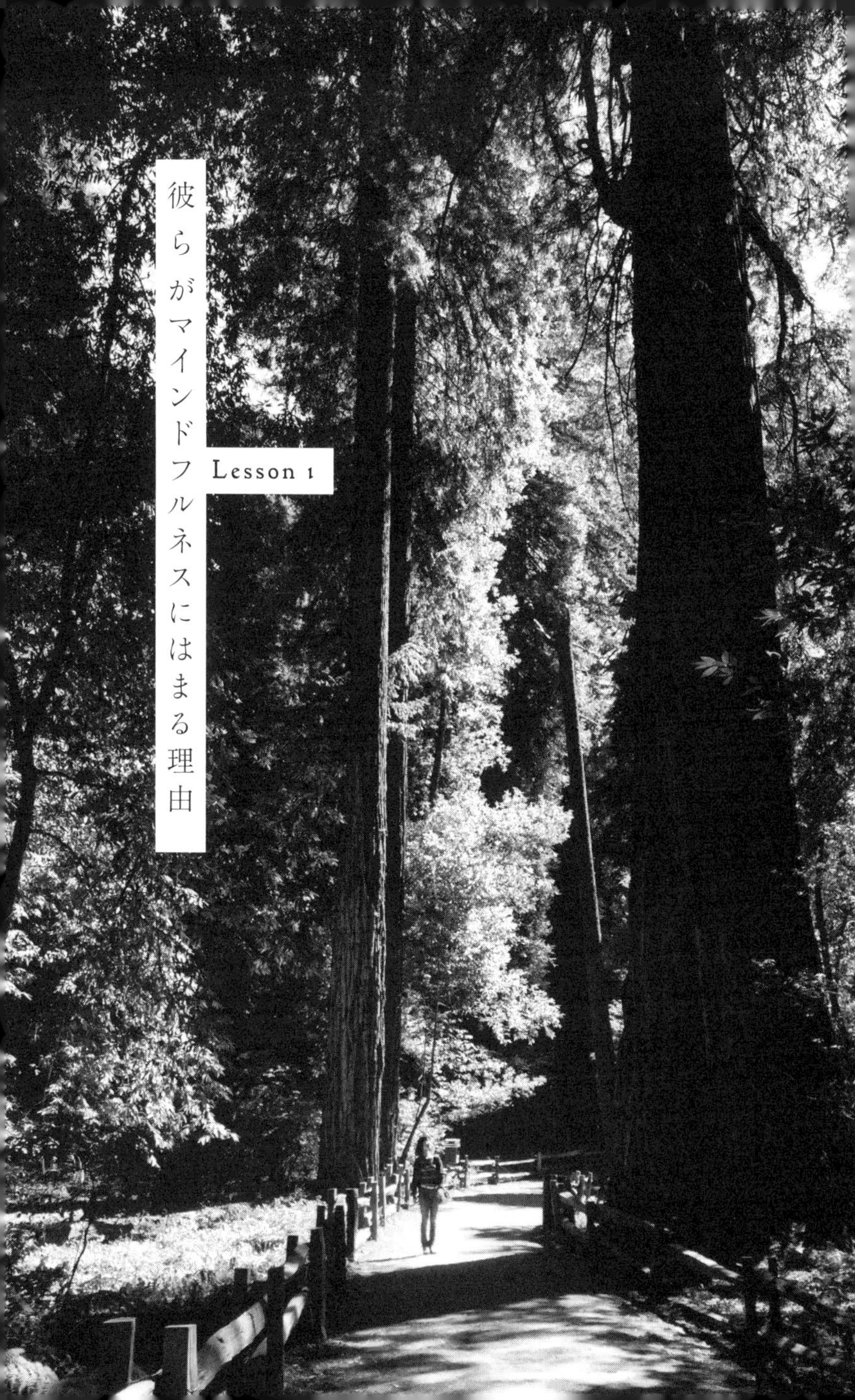

なぜシリコンバレーなのか?

才能と努力次第で、華々しい成功を手に入れることができる地シリコンバレー。ヒューレット・パッカードやインテルが、かつてこの地で創業し、世界的ＩＴ企業に成長するいっぽうで、名門スタンフォード大学がキャンパスを構え、優秀な学生を輩出し続けています。

スタートアップの機運に満ちたこの地では、アイデアと才能をもつ若者たちが、グーグルやアップル、フェイスブック、リンクトインなどを起業し、急成長を遂げました。野心をもつビジネスピープルが世界中からこの地を目指して集まり、その後も周辺では、エアービーアンドビーやウーバーなど、新たなビジネスが次々と育っています。エネルギッシュな若きビリオネアも続々と誕生しました。

そんな資本主義の中心地シリコンバレーで、二〇一〇年前後からムーブメントとなり、定着しつつあるのがマインドフルネスです。資本主義の最たるものである「アメリカンドリーム」、豊かな人生の定義が、マインドフルネスの台頭によって、書き換えられようとしています。テクノロジーの進化から、ビジネスモデル自体の革新、そして今、働き方・生き方も含めて、イノベーションが始まっているのです。

この章では、それに至るまでのシリコンバレーの歴史的背景、そしてマインドフルネスが実際、どのようなインパクトを起こしているのかをお伝えしましょう。

禅を心の支えにしたスティーブ・ジョブズ

シリコンバレーとは、カリフォルニア州サンフランシスコのベイエリア南部一帯の総称で、半導体企業が多く集まることから、そう呼ばれるようになりました。暑すぎず寒すぎず、気候は快適。海と山が近く解放的な気分に浸れるのも魅力です。私が暮らすサンタクルーズは、そこから五十キロほど南に下ったところにあります。

シリコンバレーを含むサンフランシスコ一帯は、一九六〇年代からずっと人間の心の問題と向き合う人たちを受け入れてきた土地。今もその流れを継承した多くのマインドフルネスのリーダーたちがこの地で活動しています。

そのパイオニアのひとりが、アメリカで禅の教えを広く説いた僧侶、鈴木俊隆《しゅんりゅう》です。彼が、サンフランシスコ禅センターを設立したのが一九六二年のこと。鈴木俊隆の教えは、ベトナム戦争や政治不信などを背景に、平和を求めるアメリカの多くの若者たちや、知識階級を魅了しました。その中には、現在大きな影響力を持つ学識者やビジネスリーダーが含まれます。筆頭となるのが、アップルの創業者スティーブ・ジョブズ。そして、MIT（マサチューセッツ工科大学）の著名な経営学者ピーター・センゲ教授、IT大手セールスフォースCEOのマーク・ベニオフなど、著名な経営者、学者が名を連ねています。

アップルの創業者スティーブ・ジョブズは、鈴木俊隆の著書『禅マインドビギナーズ・マインド』（サンガ）に感銘を受け、タサハラ禅マウンテンセンターを訪問。タサハラで鈴木俊隆の補佐を務めていた乙川弘文《おとがわこうぶん》という人物に、三十年にわたり、瞑想修行指導を受けたことで知られています。一時アップルから追いやられた時期にも、禅を心の支えとしました。

六〇年代にはまた、スタンフォード大学出身の二人の若者によってエサレン研究所が、タサハラ禅マウンテンセンターからほど近い海沿いの場所に設立されました。エ

シリコンバレー周辺地図

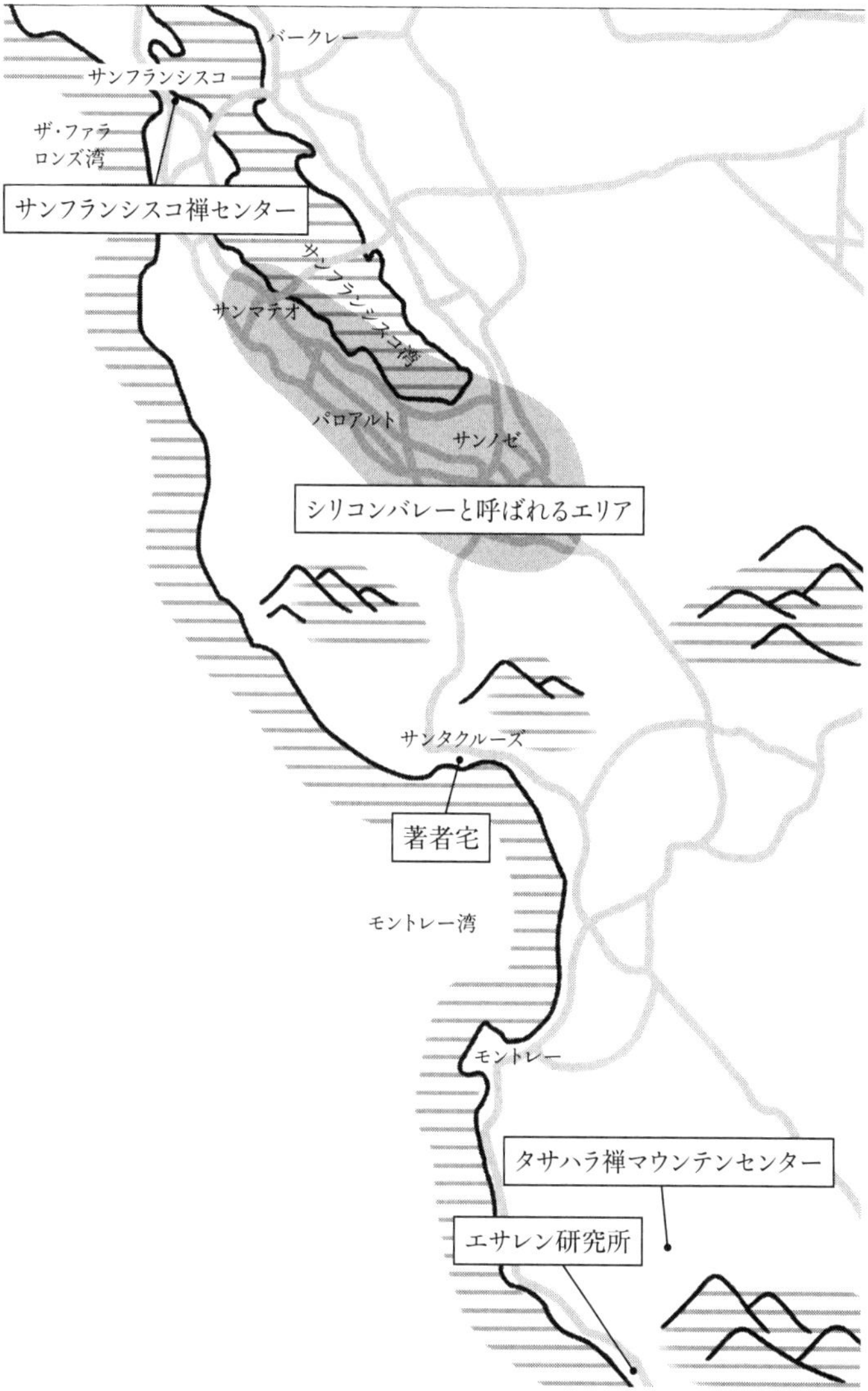

サレン研究所は、ヒューマン・ポテンシャル・ムーブメント（人間性回復運動）の震源地として、現在にいたるまで心理学や東洋思想、セラピーやボディワークなど数多くのワークショップを提供し続けています。そして今も、世界中から人間の心や身体の探求を望む人たちが集まっています。

私が日本からカリフォルニアに住み始めた二〇〇〇年当時も、すでに私の周りで多くの人が瞑想を日常的に実践していました。当時の私は、何もせずただ座っているなんて、暇なのか、物好きなのか、と能天気に考えていたものです。しかし、私の知る瞑想実践者たちには、世界的に活躍する心理学者や、移民として無一文から大きなビジネスを築いた友人など、多忙で能力の高い人も多く、中には座禅を四十年続けている、という人もいました。これも、ヒューマン・ポテンシャル・ムーブメントがきっかけとなり、この地での瞑想が自然に受容されていることの表れです。

このように五十年以上、シリコンバレーを含むカリフォルニア中北部では、人間の可能性と心の平安を探求する、優れた人材が実践を続け、豊かな自然の中で独特のライフスタイルのための土壌がつちかわれてきました。シリコンバレーのマインドフルネスブームが、こうした土地柄から生まれたことは言うまでもありません。資本主義の中心地であると同時に、心と真摯に向き合いたい有能な人たちが多く集まる、世界でもっともユニークな場所でもあるのです。

マインドフルネスブームを牽引したグーグル

そのような豊かな土壌から、シリコンバレーのマインドフルネスブームの先駆けとして出現したのは、他でもないグーグルです。アメリカで、ビジネスを学ぶ文系学生からも、工学やコンピュータサイエンスを学ぶ理系学生からも、三年連続で「就職したい企業」世界第一位に選ばれたグーグルで、いつ、どのようにしてマインドフルネスへの取り組みが始まったのでしょうか。

キーパーソンは、創業初期のグーグルで、ＩＱ一五六の天才プログラマーとして検索エンジンのアルゴリズム制作チームをリードした、チャディー・メン・タンです。現在はマインドフルネスの世界的リーダーとして知られ、彼の熱心な取り組みは世界平和への貢献として認められ、共同議長を務める「ワン・ビリオン・アクツ・オブ・

ピース（One Billion Acts of Peace）」は、これまで七度もノーベル平和賞候補となりました。

ところが現実の彼は、コンプレックスの強い〝メンタル弱い系〟で、後悔もたくさんしてきたと言います。ひょうきんで心優しい彼のことを、私は友人として親しみを込めて「メンさん」と呼んでいます。

天才プログラマーが考案した人材育成プログラム

メンさんの歩みを紹介しましょう。シンガポール生まれの彼は子ども時代からプログラミングで天才性を発揮し、十五歳でシンガポールのプログラミング全国大会で優勝するなど、エンジニアとして高い能力を身に着けます。渡米し、大学卒業とともにグーグルに入社したのは二〇〇〇年。創業して間もなく、成長はまだ始まったばかりでした。

がむしゃらに努力し、才能にも恵まれた彼は、グーグルの検索エンジンのアルゴリズムを設計したチームのトップエンジニアとして大成功。最高位の肩書であるフェロー（Fellow）に登りつめ、ミリオネアとなります。

しかし彼はグーグルから与えられた栄誉あるフェローというタイトルに飽き足らず、英語の定番の言い回し「ジョリー・グッド・フェロー（Jolly Good Fellow・陽気な善人）」に書き換え（しかも、〝それは誰も否定しようがない〟という言葉まで添えて！）、エンジニアという枠を超えて活躍を始めます。そもそも彼は、お金持ちになることより、良い仕事がしたい、自分の持っている能力で何かを創り上げたいという気持ちが強かったのです。

メンさんのようなシリコンバレーで出会った先駆者、そして私がボストンの大学院時代に出会ったＭＩＴメディア・ラボのイノベーターたちに共通するのは、「自分の能力を活かしきって、何かを創り上げたい」という強いドライブです。逆に「大きな達成をしてお金持ちになりたい」、ましてや日本でよく聞くような「仕事だから、自分を滅してやっている」という動機で成果を出した人には出会ったことがありません。

自分の能力とこころざしを最大限に活かす。仕事やプロジェクトはそのためにある、という態度こそ、個人の可能性を開花させ、シリコンバレーを世界的なイノベーションのメッカにしているのです。

そうして創り上げたのが、グーグルの人材育成に大きな影響を与えた、初のマインドフルネス研修、サーチ・インサイド・ユアセルフ（ＳＩＹ）です。ＳＩＹは、メンさんのエンジニアとしての、しっかりとした理論的なアプローチを反映し、マインドフルネスの効果を、神経科学の学術的な研究と組み合わせ信頼性を高めました。

また、エモーショナルインテリジェンス（ＥＱ）も組み合わせて、マインドフルネスの影響を、認知・行動・人間関係まで、理論的に解説してみせたのです。開始してすぐにＳＩＹは、グーグル社内でもっとも人気の高い研修プログラムとなり、今も社内募集をすると、すぐに満席で、キャンセル待ちが続出の研修です。

それだけではありません。彼の著書『サーチ・インサイド・ユアセルフ――仕事と人生を飛躍させるグーグルのマインドフルネス実践法』（英治出版）は、ダライ・ラマ十四世やジミー・カーター元大統領に推奨され、全米ベストセラーに。さらに世界二十六ヵ国で出版され大反響を呼びました。メンさんの活動はニューヨークタイムズ紙の一面で紹介され、国連で行われたＴＥＤトークにも登壇するなど、まさにマインドフルネス界のリーダー的存在となり、彼のＳＩＹはビジネス向けマインドフルネスプログラムとして、金字塔となったのです。

彼はさらに、グーグル以外でもＳＩＹを受けられるように二〇一二年「ＳＩＹＬＩ」

という組織を立ち上げ、現在世界中の企業や一般向けセミナーとして二万人を超える人々がＳＩＹを受講しています。私もメンさんと、ＳＩＹＬＩのＣＥＯのマーク・レサーさんとの出会いから、日本人初の認定講師として日本でＳＩＹをお届けしています。

グーグルのトップエンジニアが発信したマインドフルネスプログラムは、このように世界のビジネスピープルへも広がり、マインドフルネス・ムーブメントの拡大に大きく貢献しているのです。

彼らがマインドフルネスにはまる理由

メンさんの活躍は、シリコンバレーで激務をこなすビジネスピープルの支持があってのことです。彼らは、なぜマインドフルネスに夢中になったのでしょうか。

まずは、メンさん自身のことを聞いてみました。彼が、若い頃から瞑想を実践していた理由は「ずっとみじめで苦しんでいた自分をなんとかしたかったから」。十五歳のときに、シンガポールのプログラミング全国大会で優勝し、今こんなにも喜びに満ちたメンさんがみじめ？

天才性を持ちながら、多感でコンプレックスの強かったメンさんは、常に生きづらさを感じ、鬱々と暮らしていたというのです。自分のみじめさから救われたいと、藁《わら》にもすがる思いで二十一歳の時、出会ったのが瞑想、そしてマインドフルネスでした。彼の著書『たった一呼吸から幸せになるマインドフルネス　ＪＯＹオンデマンド』（ＮＨＫ出版）に述べられているように、マインドフルネスを通じて、**自らを救うＪＯＹ（喜び）は、「外にあるのではなく一呼吸から気づくことのできる、心の中に既にある」**ことを知ったのです。彼は、さらにこう続けます。

「シリコンバレーでマインドフルネス瞑想を試みる人のほとんどが、それぞれのみじめさから解放されたいという理由だと思います」

憧れの企業グーグルで働く人たちが、自分のことをみじめだと感じている？　世界的優良企業でやりがいのある仕事を与えられ、有能さと引き換えに高収入を得ている彼らに、みじめという言葉は、いかにも不釣り合いです。

しかしグーグルに限らず、シリコンバレーには、そう感じている人が意外に多いのです。若くして成功し、美人の奥さんと一緒にテスラに乗ってという、まさに絵に描いたようなサクセスストーリーでは、もはや心は満たされない。どうしてでしょうか。

高い成果を求められる過酷な現実

小さな会社をスタートアップした若者が、株式公開や大企業からの買収で、一夜にしてミリオネア、ビリオネアになるドットコム・バブルを間近で見ると、意外な側面が見えてきます。その結果、逆に人生が狂ってしまったというケースが意外に多いのです。

少し前に、私の住むサンタクルーズである事件がありました。ヨットハーバーに停泊している自家用ヨットの中で、有名ＩＴ企業の重役を務める人物の死体が見つかったのです。死因は、薬物の乱用によるオーバードース（過剰摂取）。出会ったばかりの女性と一緒にコカインを使用した果てに起きたことでした。

ここまで悲劇的な結末を迎える人は、ごくわずかです。しかし、薬物やアルコールに頼ったり、あるいは結婚生活がうまくいかなかったり、健康を害したり、というようなケースは少なくありません。

彼らは、半端な努力では達成し得ない高い成果をつねに要求され続けています。評価されるのは、かけた時間ではなく成果。どんなに時間をかけ命を削って努力しても、成果が出なければアウト。だから本当に、ギリギリまで自分を追い込みます。決してラクして成功するわけではないのです。だから心身ともに疲弊して、燃え尽きそうになってしまう。そういう経験を経て、**多くの人が本当に大切だと感じるのは、物質的な豊かさよりも、心身ともに健康で、日々に満足している状態にシフトしてきているのです。**

グーグルには、「二〇パーセントルール」と呼ばれる働き方のルールがあるのをご存知でしょうか。社員が仕事に充てる時間のうち二〇パーセントを、メインの業務ではないことに充ててよいとするものです。メンさんは、この時間を使ってＳＩＹを立ち上げました。そう聞くと、社員がのびのびと働くことができる、とても居心地のよい企業のように感じます。社員が無料で利用できる社員食堂も有名です。

それらの制度を経営陣が取り入れるのは、より創造的で革新的なアイデアを生むためには、社員にそうした時間や環境が必要だと判断したためだ、ということに留意する必要があるでしょう。単純に、社員にラクをさせようとしているわけではありません。ビジネスの成果が上がると確信するからこその制度です。

成功と幸せを求めて、懸命に働き生きようとしても、苦しみはまだそこにあります。既存のアメリカンドリームでは満たされないことに気づいたビジネスピープルは、どこに向かっていけばよいのでしょうか？　競争と変化の激しいビジネスの世界で成果を上げつつ、健全な日々の生活に必要な心身のエネルギーを、仕事からも仕事以外の時間でも担保し続けるには？

それは、外に新たなノウハウを求めるこれまでのやり方とは真逆の、まさに自分の内側を検索する「サーチ・インサイド・ユアセルフ」だったのです。そして、「マインドフルネスこそが、クリアで正確な検索を可能にする、心の使い方である」とグーグルのエンジニアたちは気づきました。シリコンバレーの、新たなビジネスとテクノロジーを生み続ける人材と、人間のポテンシャルを探求し続ける土壌があいまって、マインドフルネスを軸とした「働き方・生き方のイノベーション」も始まったのです。

グーグル社員たちにもたらした効果

燃え尽きてしまわないためには、そして厳しい競争のなか成果を上げながらも個人として幸せでいるにはどうすればよいのでしょうか。表面的には成功していても、本音は追い詰められたビジネスピープルは、かつてのスティーブ・ジョブズやチャディー・メン・タンがそうであったように、マインドフルネスを取り入れて、心の探求を始めました。

メンさんが設立したＳＩＹは二日間の集中講座の後、各自で実践を行う四週間フォローアップとなっていますが、さらにその後も参加者がマインドフルネスを様々な形で習慣として取り入れられるよう意図されています。

グーグル社員たちにどんな効果をもたらしたのか、私のマインドフルネス瞑想の指導を受けてくれたグーグル社員たちはこう語ってくれました。

「人生が変わりました。自分が本当に大切なことと、仕事は別である、と割り切らなくてはならない、と思っていたのですが、ＳＩＹで掘り起こした自分の中にある価値観や、人生のゴールを、あきらめなくてもいいんだということがわかったんです。そして、自分だけの価値観やゴールがあるからこそ、仕事でも大変な時に踏ん張れる、リーダーシップが取れる、という自信につながりました。もちろん、今も落ち込んだり、あせったりはしょっちゅうですが、マインドフルネスの実践でリセットできる、と知っているので、あせったり落ち込んだりしながら、どこかで大丈夫と思っています（笑）」

「相変わらず仕事は忙しくて責任もたっぷりです。でも『今に集中する』、というそのシンプルな姿勢を学んだだけでも、先々の心配まで背負い込むことが劇的に少なくなり、ストレス管理に大きく役立っています」

「成功するためには、自分をコントロールして抑えなくてはいけない、と思っていました。でも、そうしていると、どんどんしんどくなって、コントロールできない自分を責めていました。ＳＩＹで、自己管理とは、自分を抑えたりコントロールしたりすることではなく、ありのままの感情や心身の状態に気づいて、それを批判することなく向き合うことだ、と学びました。この批判のない態度が、自分に対しても、人間関係でも、じわじわと変化を起こしています」

講座のおかげで昇進したという人もたくさんいますし、対人関係のスキルやクリエイティビティが高まったと喜ぶ人も多くいます。ヨーロッパのグーグルでは、二〇パーセントルールを活用して、勤めながらシリア難民の受け入れ活動を始めた人もいますし、シリコンバレーの本社では、マインドフルネスの瞑想時間に応じて、グーグル本社からチャリティ活動に寄付をするという社内システムを創った人もいます。

実際にＳＩＹ受講者のビフォア・アフターの調査でも、「仕事中に精神的に疲弊しがちである」と答えた人が、五八パーセントから二四パーセントに減り、「集中がそれたときに気づいて、また注意を今に戻すことができる」と答えた人が四三パーセントから八〇パーセントに増え、「ネガティブな感情や困難な状況に対して、早く回復することができると感じる」と答えた人が四一パーセントから七三パーセントに増えています。

グーグルで開発されたマインドフルネス研修
SIYによる受講者の変化

＊2日間の研修と4週間の実践の前後比較

仕事中、精神的に疲弊しがちである

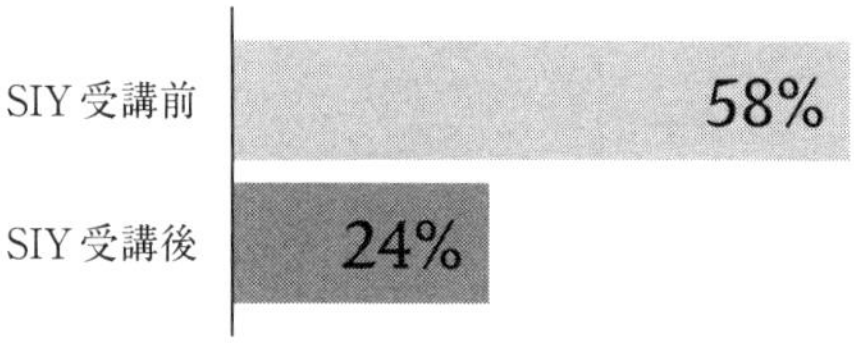

集中がそれたときに気づいて、
また注意を今に戻すことができる

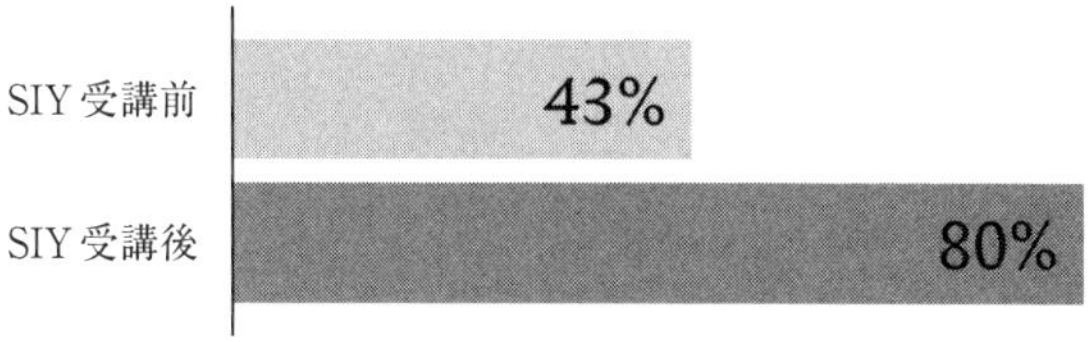

ネガティブな感情や困難な状況に対して、
早く回復することができると感じる

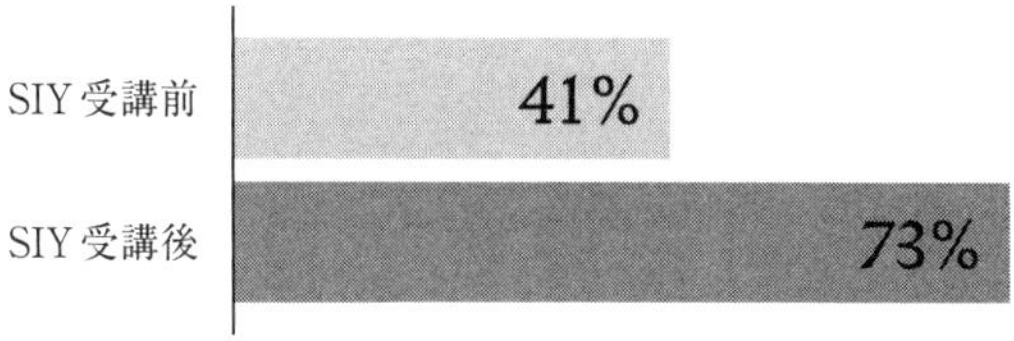

個人の価値観やゴールを自己検索する人々

日本では、「ワーク・ライフバランス」は仕事と個人の生活を、二つの別なものとして、それぞれのバランスをとるというアプローチがうかがわれます。しかし、この地では、これまでに述べたような、個人の価値観やゴールをしっかりと自己検索し、生活と仕事、両方にその価値観やゴールで、軸をもって生きるというアプローチ、つまり**生活と仕事は、同じゴール・価値観によって統合（インテグレート）されるというワーク・ライフインテグレーションが進んでいます。**

「そんなことは理想論で、現実には無理だ」「役職や地位の高い人ならまだしも、普通は自分の価値観やゴールで仕事は選べない」という声もありますし、これは日本でもアメリカでも、これまでのパラダイムだとそう思われるでしょう。

ワーク・ライフインテグレーションとは、仕事も家庭も、ありのままの自分が、自分の大切とすることを実現する場として、どちらの場でも一瞬一瞬をていねいに生き

ることでもあります。このとき、仕事においても家庭においても、嘘偽りのない自分の大切なことをやっていくわけですから、集中力、モチベーション、エンゲージメント（本気で関わる姿勢）も、自然なかたちでキープできるのです。その結果、ストレスによって健康を害したり、生産性が下がっている社員が減り、仕事の成果やイノベーションにも大きなプラスとなります。

成功を遂げたリンクトインほか、広がるマインドフルネス

それにいちはやく気づいた経営層がいるのは、グーグルだけでなく、インテル、リンクトイン、フォード自動車、保険大手のエトナ、バイオ産業大手のジェネンテック、スターバックス、フェイスブックなど、今や枚挙にいとまがありません。

「全米で最も従業員に支持される社長ナンバーワン」（二〇一四年米グラスドア調べ）に選ばれたリンクトインのCEOジェフ・ウェイナーも、マインドフルネスを取り入れ、大

きな成功を遂げた経営者のひとりです。彼は、リンクトインの社内・社外両方に対する理念を「コンパッション（深い思いやり）」とし、会員数四億人の就職活動用ＳＮＳとしてのサービスはもちろん、従業員への教育・処遇についても、コンパッションを貫こうとしています。

コンパッションはマインドフルネスの特筆すべき産物です。

リンクトインは業績もみるみる伸ばし、二〇一六年にはマイクロソフトになんと三兆円で同社を売りましたが、現在もジェフはＣＥＯとして指揮を執っています。

ビジネスアプリケーションで世界シェアナンバーワンのセールスフォースＣＥＯマーク・ベニオフも、マインドフルネスを積極的に取り入れようとしている経営者です。サンフランシスコの一等地に建設中の本社タワーの各階に、瞑想スペースを設ける予定です。個人としてマインドフルネスに取り組むビジネスピープルも増え、シリコンバレー周辺で開催される講座や瞑想リトリート施設（宿泊形式の瞑想ワークショップが受けられる施設）は大盛況。マインドフルネスを実践する人たちのグループもどんどん誕生しています。

若いエンジニアから、大企業のＣＥＯまで、プレッシャーやストレスに対して、マインドフルネスで自分の価値観・ゴールとつながり、「今・ここ」に集中する能力を高める。**仕事と家庭生活の人生全般において、のびのびと自分を活かし、一瞬一瞬の喜びを味わっていく。**このような、ワーク・ライフインテグレーションが、シリコンバレー式、マインドフルライフと言えるのです。

そして、この新しいムーブメントは、世界中にどんどん広がっています。働く人々の苦しみ、ありのままの自分や価値観との相違を、マインドフルネスで本質的なところから理解し統合し、苦しみを学びに変容させる——それは、シリコンバレーだけに限定されることではない、世界中で求められていることだからです。

なぜ今、日本でマインドフルネスなのか？

日本の現状はどうでしょうか？

日本経済の停滞が言われて久しいのですが、日本は依然としてGDP国内総生産でアメリカ、中国に続いて第三位（二〇一四年調べ）。今も世界的な経済大国であることに変わりはありません。ところが、国連から発表された、二〇一六年幸福度ランキングでは、日本は五十三位。豊かさとはうらはらに、鬱病の有病率や自殺率は世界的にも高く、そして英語にまでなってしまったKaroshi（過労死）。成果を上げるためには、長時間労働が必要とされ、日本の労働生産性は、OECD三十五ヵ国中二十位。G7の間では最下位です（「労働生産性の国際比較二〇一六年版」より）。

かつて日本のお家芸でもあったイノベーションでシリコンバレーに先んじられ、パナソニック、ソニーといった日本を代表するブランドが苦戦を強いられています。この負の流れに対して、新しい可能性を創り出していくのがマインドフルネスだと私は信じて疑いません。その強い確信から、二〇一三年に、私は日本の組織や社会を変えるための一般社団法人マインドフルリーダーシップインスティテュート（MiLI）を同僚たちと立ち上げたのです。

SIY受講生のビフォア・アフターの調査結果に見られる、自己管理力やモチベーションの向上、有効なストレス管理能力は、日本のビジネスが力を取り戻すうえでの最重要課題です。そしてマインドフルネスに基づくワーク・ライフインテグレーションという新しいパラダイムは、仕事でも生活全般でも、ありのままの自分をのびのびと活かすこと。「滅私奉公」という古いパラダイムとは真逆のものでありながら、実は日本の歴史を変えてきた偉人たちはずっと、自分らしくのびやかだったのでは、と感じます。**外来の新しい潮流、というよりも、人間が時代を経て発見し、また再発見した最適な生き方**は、いまや文化を超えて世界でも日本でも求められているのです。

幸福の国で、ただ漫然と過ごしていないか？

まず個人のレベルで、ストレス耐性やレジリエンス（立ち直る力）、生産性を高め、ひいてはそれが組織や社会の力となって、日本の進んでいく軌道を変えていく、そんな可能性をマインドフルネスは秘めています。

自分の思考や感情に注意を払うことなく、ただ漫然と過ごしていると、毎日ほとんど同じことばかりをぐるぐる繰り返し考えるようになります。一度できた考え方のパターンを何度も繰り返して、神経の決まった流れを作ってしまうからです。

そのような思考パターンでは、この程度の自分、この程度の仕事、この程度の世の中、と慣れてはいるが満足もしない状況に甘んじることになるでしょう。長年、満足度の低い仕事に就いている人は、世の中が、リストラや震災などの不安にさらされると対処するすべが見つからなくなり、レジリエンスの弱い存在になってしまいます。

心に湧き上がってくる、自分自身や仕事、社会に対する「こんなもの」という大ざっぱな思い込みは、本当でしょうか？　正確でしょうか？　あなたの役に立っているでしょうか？　もし答えがノーの場合は、思い込みの色眼鏡をはずして、クリアに起こっていることから情報収集することをおすすめします。

今までの思い込みや批判・判断を取り去るというのは、勇気のいる行為です。ゼロベースで自分がいま直面していることを見ていくのですから。

立ち止まって、次の質問について考えてみてください。

今日という日、さらには今というこのときを、これまでの繰り返し、もうわかりきったものとするか、まっさらな未知のものとして学びを得るか、どちらがあなたの役に立つでしょうか？

「今」に注意を向けると、幸福度が高まる

日本の幸福度が世界五十三位で先進国の中では特に低いという問題に対しても、マインドフルネスの「今ここに注意を向ける」というシンプルな実践が優れた対処法となります。

ハーバード大学のマシュー・キリングスワース、ダニエル・ギルバートらが権威ある科学誌『サイエンス』で発表した研究によると、**大人が目覚めている時間のうち、平均四七パーセントは「今」以外に注意が向いており、気持ちが今からそれている人ほど幸福感に乏しい**ということが明らかになりました（『Science』二〇一〇年十一月号〝A Wandering Mind Is an Unhappy Mind〟より）。将来ハワイへののんびり旅行することを夢見るより、今に気持ちをしっかり置いて注意を向けているほうが、結局は幸福度を高めることになるという、意外な調査結果です。

多くの不安や悩みは「まだ起こっていない将来への恐れ」や「すでに起こってしま

った過去の後悔や恨み」に起因します。じつは今、このときは、さほど問題のない状況なのに、わざわざ将来への不安や、過去の後悔を掘り出して脳内で悩みを製造しているのです。

多くの国とくらべて経済的に豊かで戦争もないのに、幸福度ランキングの低い日本では、人の脳が悩みの製造工場と化していないでしょうか。注意をいま以外のどこかに奪われている可能性が高いのです。

困難に直面していたとしても、もっと時間を細分化して「今、この一瞬」「今、この一呼吸」だけをしっかり認識してください。その一瞬の自分には、不安も苦しみもないと思うのです。そのことに気づくと、自分に対するダメ出しも、世のなかに対するダメ出しも減り、不安や苦しみもぐんと軽減するはずです。

苦言ばかりを呈してしまいましたが、同時に私は日本であるからこそ花開くマインドフルネスがあると、強く感じています。

やると決めたことに対して、細やかに目を行き届かせ、高いクオリティを自らに課す。これが、シリコンバレーの人々が持つ日本人のイメージです。そもそも、細やかな視点や、高いクオリティに気づく能力自体が、マインドフルネスであると言えるでしょう。「日本人はすでにマインドフルな状態でしょ?」と冗談でなく、しょっちゅう言われます。そして、アメリカとは比較にならない日本の長い歴史と、独特の文化や美的感覚は、こちらの人々から見ると尊敬と憧れの対象なのです。

そして、日本文化のもう一つの特徴は、海外から技術やメソッドを上手く取り入れて、見事に自分たちのものにしてしまう、ということです。禅、茶道、寺院建築、さらには戦後の自動車製造、エレクトロニクス産業など、元々は外来のものであったのを模倣し、すっかり自国のお家芸として昇華させていくという、比類を見ない能力が日本にはあります。

マインドフルネスについても、やるからには深く探求し取り入れ、優れた実践者が日本に多く出現するでしょう。そしていつしか日本のビジネスピープルのマインドフルでコンパッション(深い思いやり)あふれるあり方が、世界でも注目され、多くの人々がそれを学びにやって来る——そんな日は、きっと日本にくる、と私は思うのです。

一瞬一瞬を味わうと人生は変わる

マインドフルネスでは、幸せは手に入れるものではなく、気づくこと。何かが手に入ったから幸せ、というのは一時的な高揚感があるだけで、それが去れば幸福感も消えます。ところが、マインドフルネスで、今この瞬間をありのままに気づいていくことで、幸福度が上がるのです。

当たり前のひと時でも、マインドフルな視点、ゼロベースで幸せを見つけることができたら、安定した幸福感がそこにはあります。日本は世界一の長寿国ですが、であるならば、ただ漫然と時間を経ていくだけでなく、質の高い歳の重ね方をしていきたいものです。

マサチューセッツ大学医学部教授で、同大マインドフルネスセンターの創設所長ジョン・カバット・ジン博士の大変示唆に富んだ言葉があります。

「マインドフルに生きると、長生きができます。それは何年という時間の問題ではなく、同じ一年でもずっと濃く深く味わい経験できるから、本当の意味で長く生きたことになるからです」

思考が自動操縦の状態で、立ち止まることもなく、日々同じことの繰り返しで何年も生きるのと、一方、苦しみも喜びも味わい、新鮮な発見と気づきに満ちた人生を重ねるのとでは、同じ時間の長さでも、全く質が異なります。そしてどちらを選ぶかの選択のチャンスは、繰り返しやってきて、あなたが何歳であっても遅すぎることも早すぎることもないのです。

誰も自分があとどれだけこの世で時間を与えられているのかはわからない。しかし不確定で、かつ限りがあります。真にマインドフルに一瞬一瞬を味わいいつくしんで、すがすがしく生き切る、そんなあり方は可能なのです。

Lesson 1 振り返り

それぞれ数分でできますので、Lesson2に進む前に、ぜひチェックしてみてください。

1 Lesson1で心に残ったこと、取り入れたいと思ったことを書き出してください(キーワードだけでもOK)。

2 手を止めて、今この瞬間の自分の状態に注意を向けましょう。

①身体の感覚は?

②感情やムードは?

③思考・批判は?

3 「ワーク・ライフインテグレーション(仕事と生活の統合)」を試してみましょう。

①あなたが大切にしている「価値観」や「あり方」は何ですか? 直観的に一つ選んでみましょう。わからない人は、「尊敬する人」を一人選び、その人の「価値観」や「あり方」で、お手本にしたいことを選びましょう。

②選んだ「価値観」や「あり方」を実行するチャンスを探して実行してみましょう。

例)「感謝」であれば、今感謝できることを探してみる。
「勇気」であれば、思い切って誰かに話しかけてみる。etc.……

4 Lesson1全体を振り返り、このレッスンを自分なりに時間を取って、学んだことを認めてあげましょう。Good Job!!

Lesson 2

真のマインドフルネスとは？

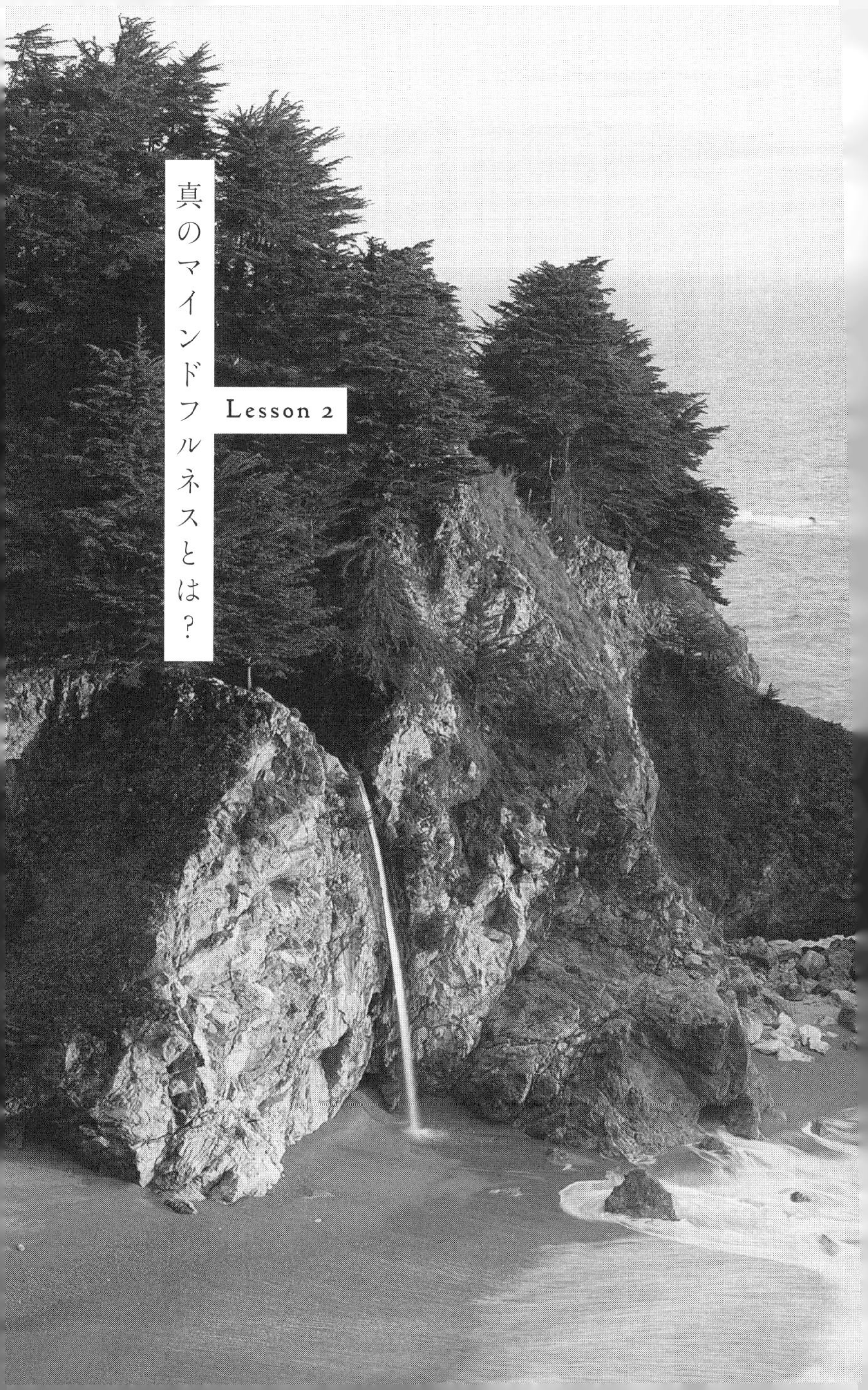

そもそもマインドフルネスとは何か？

二〇一三年に弊社が日本で活動を始めたころには、ほとんど知名度のなかったマインドフルネスですが、二〇一六年ごろからメディアで多く取り上げられるようになりました。弊社で監訳した書籍『サーチ・インサイド・ユアセルフ』（英治出版）も日本でベストセラーとなり、「マインドフルネス」という言葉自体を聞いたことがある人が、増えつつあります。

しかし、いまだに「マインドフルネスってよく聞くけど、なんのことかわかりにくい。怪しそう」という声も多いのが現状です。そこでこの章では、マインドフルネスとは何かを紐解《ひもと》き、またそれがどのように私たちの人生を豊かにするかに触れていきたいと思います。

そもそも、マインドフルネスは何か特別な状態だと思っていないでしょうか？

特に、瞑想というと、よけいに私たちの生活とは一線を画したもののような気がするかもしれません。しかし、わたしたちは一日の中で、特別に努力することなく、何度も自然にマインドフルな状態になっています。

たとえば、

コーヒーブレイクでコーヒーの味、香り、マグカップの感触などを味わい楽しみ、その間は仕事のことはいったん忘れて、一息つきます。

↓

リフレッシュして、オフィスの席に戻ってPCを立ち上げる。今度はコーヒーの味も香りも忘れて、いま目の前にあるPCの情報と、それに対する、自分の反応に注意深く意識を向けている。

こんな普通の状態も、マインドフルネスなのです。

今、自分が向き合っている対象と、自分の中で何が起こっているかということに、注意を向け続けている――これは、特別な状態や能力ではなく、私たちが生まれたときから持っている、自然なあり方です。

それが、なぜ今さらマインドフルになろう、マインドフルネスの実践をしよう、と改めて言う必要がでてきたのでしょうか？　私たちは成長とともに、思考力や認知力が高まることで、意識を「今・ここ」から外してしまう傾向にあります。

マインドフルネスの起源は仏教にありますが、原始仏教で使われたパーリ語（原始仏教で用いられたインドの言葉）ではマインドフルネスは「サティ」と言います。サティには「思い出す」という意味もあり、**マインドフルネスも、本来私たちが持っている子どものようなピュアな意識のあり方を思い出しましょう、ということでもあるのです。**

初めて雪に触れたとき、初めて海に行って遊んだとき、初めて飛行機に乗って富士山を見下ろしたとき、私たちはただただ目の前で起きている経験と自分のわくわくした思いをつなげています。そんな感覚を思い出し続け、今を生きていくのがマインドフルライフ、と言えるのです。

マインドフルネス　四つの定義

シリコンバレーでマインドフルネスの実践を深めている人々は、こだわりなく様々なワークショップや教師について学び続けています。「宗教だから」「スピリチュアル系はNG」「いや、宗教じゃない自己啓発も怪しい」などのこだわりがあまりなく、自分にとってよさそうであれば積極的にトライします。自分に役立つこと、自分を豊かにしてくれそうなことをいろいろ試すうちに、学びが深まり、いつしか熟達していく、という学習のプロたちが集まっているから。先述したような切羽詰まったプレッシャーや競争のせいもあるのですが。

そこで、様々な見地からの定義を、次に四つご紹介します。

まずは、深呼吸をしてください。どれが今の自分に一番響くか、ピンとくるか、オープンにお読みください。

定義その一　超シンプルバージョン
定義その二　鳥のメタファー
定義その三　気づき
定義その四　学問的定義

それでは、一つひとつの定義について詳しく見ていきましょう。

定義その一　超シンプルバージョン
マインドフルネスとは、「今ここに集中し、かつリラックスしている状態」

これは、マインドフルになった心身の状態を表す、コンパクトで使いやすい定義です。三つのこと「今・集中・リラックス」だけ覚えればよいので簡単ですし、一瞬で、自分の状態をチェックするときに便利です。「今・集中・リラックス、今・集中・リラックス……」と、心の中で繰り返し、自分の状態をチェックするのに最適です。

定義その二　鳥のメタファー

マインドフルネスは二つの翼を持つ鳥。一方の翼はクリアな注意力、もう一方はコンパッション（深い思いやり）で空を飛び、現実をしっかりと鳥瞰《ちょうかん》する。

マインドフルネスは、思考や感情を現実と混同せず、起こっていることをクリアに鳥瞰する状態でもあります。それを可能にするのが、マインドフルネスの実践によってつちかわれるクリアな注意力と、批判的になりがちな脳の傾向をニュートラルにしてくれる（レッスン3で詳しく解説します）コンパッションなのです。マインドフルネスにおいて、注意力とコンパッションはコインの表と裏であり、いずれもなくてはならないものです。この鳥のメタファーは、注意力とコンパッションをバランスよく使って、のびのびと何事にも捉われることなく自分らしく自由でいられる、というマインドフルネスの解放感とオープンさを伝えてくれます。

定義その三　気づき

息を吸いながら「私は息を吸っている」と気づき、息を吐きながら「私は息を吐いている」と気づく。お茶を飲みながら「私はお茶を飲んでいる」と気づき、青空を見ながら「私は青い空を見ている」と気づく。

これは、「マインドフルネス」を現在のような意味として広めたリーダーのひとり、著名なベトナム人禅僧、ティク・ナット・ハン師に習いました。「気づく・気づき」という表現に「⁉」となる人もいるかもしれません。これは前述の、パーリ語の「サティ」の「思い出す」に加えて「気づく」という意味から来ています。サティとは、安定した中立的な状態で批判・判断なく、意識を対象物に向け続けることで、「気づき」、あるいはずばり「マインドフルネス」とも訳されます。

この定義が優しく導いてくれるのは、今やっていることが何であっても、ただそれだけにしっかりと気づいていくということです。歩いていても、家事をしていても、会話をしていても、ひとりで悲しくなっていても、です。どこか詩的で幼子の心を思い出させてくれるような、このアプローチも役立つ場面がたくさんあるでしょう。

定義その四　学問的定義
マインドフルネスとは、意図的に、批判・判断することなく、今の瞬間に注意を向けることから浮かんでくる気づき。

マサチューセッツ大学医学大学院教授のジョン・カバット・ジン博士は、マインドフルネスの効果を科学的に検証した第一人者です。仏教的マインドフルネスの父がティク・ナット・ハン師であるならば、科学的マインドフルネスの父はジョン・カバット・ジン博士と言えるでしょう。そのカバット・ジン博士がリサーチや論文のためにマインドフルネスを定義したのが定義その四です。

マインドフルネスとは、今の瞬間に注意を向けることで、その際に意図的であること（＝注意のコントロールを行えている状態）、そして批判・判断なく中立的であること、その結果おのずと浮かんでくる気づきである、というものです。少し覚えづらいのですが、マインドフルな意識状態の構成要素を、きちんと押さえて解説できている点が、この定義を世界的に最も広く使われているものとしています。

定義その一の超シンプルバージョンは、簡略で実用的。

定義その二の鳥のメタファーは、解放感や視覚的イメージを起こさせてくれます。

定義その三のティク・ナット・ハン師のものは、穏やかで地に足がついた感覚を取り戻せます。

定義その四のジョン・カバット・ジン博士のものは、統一理解を図り、誤解・逸脱を防ぐのに役立ちます。

読者のみなさん、それぞれマインドフルネスについての理解度が様々ある中、これら四つのいずれかが、腹落ちするもの、または理解の役に立つものでありますよう。そして、概念の理解だけではマインドフルネスは意味がありません。実践の際に、この四パターンの中で、自分にしっくりくる定義や言葉がけをピックアップして、マインドフルな状態に心身を導いていく、というのも有効です。レッスン4では、この四つの定義それぞれに対応する実践法もご紹介していきます。

マインドフルネスの対極にあるもの

リラックスして今に集中していること。クリアな注意を向け続けること。今やっていることをそのままに気づくこと。コンパッション（深い思いやり）で批判的な心を中立に保つこと——これらがマインドフルネスの特徴です。

それでは、マインドフルネスの対極、真反対にあるのは何でしょうか？

それは、「当たり前という思い込み」、そして「自動操縦状態で過ごすこと」です。

本当に「当たり前」なことって何でしょうか。たとえば、今息をしていること、水道の蛇口をひねると水が出てくること、歩こうと思えば歩けるということ、こういったことは当たり前の最たる例ですが、本当に当たり前でしょうか？

息ができること、水道の蛇口からきれいな水が出ること、歩けること、これらはどれも、たまたま一時的にうまくいっている状態、とも言えるのです。うまくいかないときも必ずやってくるのです。

また、人間関係の「当たり前」もたくさんあります。「親だったら○○するのが当たり前」「夫婦だったら○○して当たり前」「友達だったら○○して当たり前」など。当たり前と思った瞬間に、わたしたちは今に注意を払うことをやめてしまいます。人間関係でも、「当たり前」に照らし合わせて、自分や目の前にいる相手が本当に必要としていることに気づけなくなります。

マインドフルネスは、「今・ここ」をクリアにありのままに見ることですが、「当たり前」はクリアな注意力を遮断する真っ黒な目隠し、なのです。

当たり前をなくすために、なんでもありがたがって生きましょう、というのとも違います。「なんでも○○である」という姿勢も、当たり前、と同様に、一般化、つまりものごとを同じように見ることになるからです。

そして、当たり前を積み重ねて日々を過ごしていくと、「自動操縦状態」になります。「今・ここ」で起こっている現状に合わせた選択ではなく、感情・衝動に流されるまま、習慣のなすがまま、やることはすべて既にプログラムされている状態です。これを、「考えなくていいから楽」と思っていると大きな落とし穴が現れます。**自分の価値観やゴールを思い出すことなく、それらと一致した選択をすることもなく、た**

だ生きているという状態は、決して幸せとは言えません。また相手の本当の想いにも気づくことがないので、人間関係も薄く浅いものになってしまうでしょう。

誰もが多かれ少なかれ、知らず知らずにやっている、当たり前と自動操縦状態。これはマインドフルネスの真逆であり、この状態からわたしたちを目覚めさせてくれるのもマインドフルネスなのです。

次に、マインドフルネスについて、より理解を深めるため、マインドフルネスのようでマインドフルネスではないこと、について説明します。

マインドフルネス＝瞑想ではない

マインドフルネスに取り組む人たちは、その一環として瞑想を行うことがあります。ただし、マインドフルネス＝瞑想ではありません。**マインドフルネス瞑想は、マインドフルな心の状態を得やすくするためのの有効なトレーニング法の一つです。**

スポーツ選手がスポーツジムでトレーニングをして筋力アップを図るのと同じく、

マインドフルネスの状態にアクセスする能力を強化するために行うのです。

ジョン・カバット・ジン博士は「瞑想だけのマインドフルネスなら、やらないほうがいい」と発言しています。マインドフルネス瞑想はやるけれど、それ以外の時間や場ではお構いなし。いつものパターンを気づきのないまま同じような思考パターンを繰り返しているのであれば意味がない、ということです。

スポーツ選手がジムでトレーニングするだけで、実際の試合に出る気がないのであれば、それはスポーツ選手とはもはや言えないのと同じく、マインドフルネス瞑想だけで、それ以外ではなにもしないのであれば、マインドフルネス実践者とは言い難いのです。

日々の生活で自分に起こることをクリアにていねいに見つめ、味わうため、科学的に検証された効果的訓練法として、マインドフルネス瞑想があるのです。

雑念をなくすことではない

雑念をどう扱うかはマインドフルネスの肝心な部分ですので、再びここで深呼吸をしていただきましょう。心には、いろいろな想いや考えが浮かんできます。それは心の動きとして当然のこと。ところが、この雑念自体をなくさなくては、と思い込んでしまう人も多いようです。

雑念という言葉は、それがよくないことであるかのようなニュアンスを含んでいますが、その瞬間に注意を向けているからこそ、浮かんでくる想いに気づくこともできます。スマホやタブレットに気を取られていると、雑念が浮かんでいることに気づきません。ボーッと過ごしているときも同様です。

大ざっぱに「雑念が浮かんでいるから、これをなくさないと」と批判的に押さえこもうとすると、やっかいな抵抗が発生します。逆に雑念のほうに集中してしまうのです。

雑念をきっかけに自分の内面をていねいに見つめると、自分自身の思考や感情、記憶に気がつきます。「今、こんなことを考えていた」「今、こんな記憶が浮かんだ」と自分の心を把握することができているなら、マインドフルな状態です。

すべてをまとめて雑念としてざっくり否定的にくくる必要はありません。**思い浮かんだことに批判や判断を加えたりせず、ふだんより少していねいに見つめると、認識力という心の筋力が高まります。**

そして心の筋力が高まると、「雑念だ。すぐになくそう」と思うよりも、自身の悲しみや後悔などネガティブな感情をラクに手放せるようになるのです。

常にポジティブな人になることではない

現代の私たちのストレスの原因のひとつが、アイデンティティや自己イメージを限定し、コントロールしようとすることです。「ネガティブになってはいけない」と思えば思うほど、苦しくなって心的エネルギーを多く奪われてしまいます。

マインドフルネスは、「こうあるべき」を押し付けることはなく、とても自由で柔軟なものです。

イェール大学のエモーショナルインテリジェンス(EQ)の専門家、マーク・ブラケット博士は「喜怒哀楽のうち、どの感情がより良くて、どの感情がより悪いという判断は間違っている。それぞれが特有の役割やプラスマイナスがあり、平等に意義のある心のエネルギーとみるべきだ」と二〇一六年二月の「Wisdom2・0」会議で発表しています。

感情と同じく、ポジティブ・ネガティブな心の状態も、自分なりにベストを尽くして対処したうえで、そうなっているもの。

ポジティブなときは喜びや満足感をしっかり味わい、ネガティブなときは、そんな自分を批判せず寄り添うことで、何かが学べるはずです。

マインドフルネスの実践を何年も続けていても、ネガティブな時期は必ず来ます。それは痛みや不快感をともなうものですが、駆逐するべき状態、と抗《あらが》うのか、それとも豊かな人生の大切な局面の一つとして向き合うのか、それ自体が大きなマインドフルネスの実践となるでしょう。

特定の宗教や信念によるものではない

マインドフルネス実践法の一つとして瞑想があることから、「マインドフルネスは、スピリチュアル系？　それとも宗教？」といぶかる人もいるようです。マインドフルネスという心の持ちようや、そのトレーニング方法は、仏教に起源があるものですが、それを取り入れるにあたっては何か特定の宗教・信念を持つことを必要としません。

マインドフルネスの実践者は、仏教、キリスト教といった宗教を持つ人もいれば、まったく宗教を持たない人もいます。たとえば、スタンフォード大学卒業式のスピーチで有名な、マインドフルネス教師ノーマン・フィッシャーは禅僧ですが、ユダヤ教のシナゴーグ（教会）でマインドフルネスの指導を定期的に行っています。

私自身もお葬式や法事は仏教式、クリスマスを家族と祝い、新年には八百万《やおよろず》の神に健康と安寧を祈願する、という典型的な日本人です。

スポーツクラブで体を鍛えることに、宗教や信念が関係しないのと同じで、マインドフルネスで心を鍛えるためには、心を整え、健全な心の習慣を身につけたい、という考えさえあればいいのです。

傷つかなくなるわけではない

マインドフルネスを実践すれば、悲しみや苦しみとまったく無縁でいられるというわけではありませんし、痛みを感じなくなるわけでもありません。キツイことを言われれば、ダメージも受けますし、こちらがよかれと思ってしたことに対して、誤解されると傷つきます。すべてをきれいさっぱり忘れてしまえるわけではありません。

でも、そのあとの引っ張り方が違うのです。予想外の状況に面したとき、私たちの脳はなんとか説明をつけようとして、過去の経験に基づいて、その状況の理由や背景についてストーリー（フィクション）を構築します。

不安、不満、怒り、心の痛みが私たちの心を貫いた後、〝こうなったのは、相手が前から私のことを嫌っていたからだ〞〝このことを他の人に知られたら白い目で見られるのではないか〞そんなふうに自らが構築したストーリーが、さらに苦しみを長引かせてしまうのです。

さらにそのストーリーを引きずってしまうと、自分や他の人への責めや非難という形で、人間関係さえも壊してしまう恐れもあります。他の人への憎しみが芽生えることもあるかもしれません。あるいは、自分自身が卑屈になってしまうことも。

いったんこの感情的なストーリーを経験し、**脳が感情的な状況に対応して創り出したフィクションであると気づくことができれば、人間関係の悩みは確実に少なくなります。**そのためには、マインドフルネスがもっとも有効です。

私たちは、あたかも映画『マトリックス』のように、ややもするとリアリティと、思い込みの仮想現実を混同してしまうのです。その瞬間はつらい経験ですが、それでもその状態で立ち止まって、何がリアリティで何が思い込みの仮想現実か、気づく心を鍛えるのがマインドフルネスなのです。

クオリティ・オブ・ライフが改善される

わかりやすくまとめるとこうです。

●マインドフルネスとは、生まれたときから持っている、目の前の対象にピュアな意識を向ける自然な能力
●マインドフルネスと対極にあるのが「当たり前」「自動操縦状態」
●様々な観点や状況で、違った定義があってよい
●マインドフルネスとは、瞑想状態のこと、いつもポジティブであること、雑念をなくすこと、傷つかなくなること、ではない

これを言ってしまうと、がっかりされるかもしれないのですが、マインドフルネスが日常に定着してきた今でも、たぶん外から見た私の生活は、あまり変わっていないかもしれません。やっぱり忘れ物は多いし、料理は苦手なままですし、落ち込むこと

もあります。しかし、外から見て同じような日々であっても、私が主観的に経験している〈私の人生〉は大きく変わったのです。

マインドフルネスを通して、私にとって大切な価値観を日々思い出し、それを仕事の上でも選んでいける。その結果、仲間と起こしたビジネスも発展している。美しいサンタクルーズの景色が、以前よりもクリアに見えて感動する。ちょっとした瞬間の人の優しさが心にしみ入って幸せになる。以前はしょっちゅうだった自己批判に費やす時間が減って、ニュートラルな時間が増え、その結果集中できる時間が増えストレスが減った、などなど、表から見るとわかりにくいけれども、クオリティ・オブ・ライフ（QOL）に大きな改善が起きたのです。

様々なシーンでのマインドフルネス

マインドフルネスは、シリコンバレーのビジネスシーンだけでなく、教育の現場、日本の働く人々、さらにトップアスリートの世界でも成果を上げています。

学業成績の向上

まずは教育現場での実践例を紹介しましょう。

スタンフォード大学のウォルター・ミシェル博士らが、四歳児一八六人を対象にした「マシュマロ・テスト」と呼ばれる有名な研究報告があります。目の前にあるマシュマロを十五分間食べることを我慢できた子どもは、成人してからの収入、社会的地位、健康状態が平均して高くなることを明らかにしたもので、子どもの学習能力や社会性、情緒の発達のために重要なのは、自制心であることを突き止めました。

そこでアメリカやイギリス各地の学校では、子どもたちの自制心を高めるため、マインドフルネスを応用したアテンショントレーニング（注意力を養う訓練）が行われ高い成果を上げています。

サンフランシスコの貧困層の多い地区にある十以上の学校で、一日二回十五分間の「沈黙の時間」を導入。生徒も教師もこの時間は、瞑想や静かに読書をするなどして過ごしています。このプログラムを四年間継続したところ、学校では中退者が七五パーセント減少し、学業成績も向上。報告によれば、生徒たちはイライラすることが減り、穏やかに行動できるようになったそうです（出典「Contemplation in the classroom: A new direction for improving childhood education, Shauna L.Shapiro et.al. 2014」）。

幼い頃から不安定な家庭環境に置かれ、自分の感情にも他人の感情にも振り回されやすかった子どもたちも「沈黙の時間」によって落ち着きを取り戻したのでしょう。こうしたプログラムの実践は、世界中に広がっています。

仕事への満足度の向上

瞑想習慣と仕事のパフォーマンスの関係を明らかにしたのは、予防医学と行動科学の研究機関であるキャンパスフォーエイチの石川善樹博士らの調査研究です。調査では、まず日本のビジネスパーソン約三万人を対象に瞑想を行う習慣の有無を明らかにしています。日本でなんらかの瞑想習慣のある人の割合は、三・九パーセントで、瞑想習慣のない人と比べると、女性が多く、若くて高い教育水準にあり、世帯収入も高い傾向にありました。

さらに仕事の関連性について問い、その結果、瞑想習慣のある人はない人に比べて、ワークエンゲイジメント（働く人がどれだけ生き生きとしているかを測定する概念）や仕事への満足度が高く、仕事のパフォーマンスについても高いと自覚していることが明らかになっています。

瞑想習慣のある人は、まだ少数派ではありますが、瞑想習慣のある人の属性や仕事への意欲や自己評価が明らかになりました。瞑想とライフスタイルとの関連性については、今後さらに研究が進んでいくはずです。今回の調査結果もマインドフルネスについて、明るい展望をもてるものと受け止めています。

トップアスリートにも有効

さらに、スポーツの世界にもマインドフルネスは活用されています。

アメリカのプロバスケットボールリーグNBAや、アメリカンフットボールリーグNFLでは、トップのスポーツ心理学者がアスリートに対してマインドフルネス瞑想のガイドをしています。バスケットの強豪、シカゴブルズ専任の心理学者ジョージ・

マムフォードは、マイケル・ジョーダンに瞑想指導を行い、またチーム全体に「ボディ・スキャン」（レッスン4の基本実践で紹介）を指導して、ケガを未然に防ぐのに役立ったと述べています。

テニス世界ランキングで過去十年間、トップ3に君臨し続けている稀代のアスリート、ノバク・ジョコビッチも、彼のメンタルなタフさにマインドフルネス瞑想が大きく貢献していると言っています。

このように、マインドフルネスは、既に様々な分野でも活かされています。ビジネスの領域だけではなく、教育、医療など個人の生活はもちろんのこと、社会的なインパクトも今後期待されます。

幸福の定義から見たマインドフルな生き方

マインドフルネスが私たちに与えてくれる最大の恩恵は、幸福な人生です。しかし幸福とはなんでしょうか。多くの人が自分に合わない誤った幸福を追い求めている状況から、昨今ではポジティブ心理学や幸福学といった学問も起こっています。

ポジティブ心理学の父と呼ばれている、マーティン・セリグマン博士は幸福を三つの考え方、Pleasant life、Good life、Meaningful lifeをもとに説明しました。

Pleasant life（楽しい人生）

パーティや旅行、美味しい食べ物など私たちの日常には、心地よさや楽しさを感じるものは、たくさんあります。また季節の変化やちょっとした自分の成長、体調のよさなど、これまでは当然のこととして気づかなかったことにも心地よさや楽しさが感じられるようになるため、何も特別なことがなくても人生に豊かさを感じられるようになります。マインドフルネスは、このちょっとした瞬間の楽しさ、幸せに気づく最善の状態です。しかし、瞬間の楽しさは短期的でもあり、セリグマンはさらに維持できる幸福感として、次の二つを述べています。

Good life（善い生き方）

倫理を守り、すがすがしく生きるということです。「お天道さまに恥ずかしくない生き方」という表現がしっくりきます。ごまかしや隠しごとをせず、よくないことが起きても何かのせいにしたりせず、自分の人生に起こることを受け入れるということ。起きたことに対して、人を恨んでしまうと人生の複雑さが増します。エネルギーがネガティブなことに浪費されて、それがさらに恨みやごまかしにつながるという負のスパイラルにもなりかねません。

恨みや嘘、ごまかしなど心を重く固くする状態に気づくことで、そこからもっと別の選択肢もあること、自由になる道がひらけます。チャンスは時間を置かず、つねに私たちのもとを訪れているのです。マインドフルな状態で、本当にいま起こっていることだけに注意を向けると、幸福はこんなにも身近にあったのだと実感します。

Meaningful life（意義ある生き方）

どのような状況でも、自分に起きていることをより大きな視点で見つめ、そこにある学びや意義に気づきながら生きること。起こっていることすべてにオープンさを保ち、そこにある学びや意義を落ち着いて受け入れること。そうすることで、信頼をもって生きる姿勢がつちかわれ、その結果、自分自身とのつながりも、家族やコミュニティ、社会などとのつながりも深まります。

アウシュビッツ強制収容所を生き延び、最愛の家族を失っても人間性心理学を打ち立てたヴィクトール・フランクルも、人間性を否定する究極の状況から生き抜き、その後も人間や人生に希望を持ち続けられた自分自身や他のユダヤ人のあり方から見出したのは、まさにこの「起きていることには意義があるという信念」でした。どんなに絶望的な状況であっても、その状況は自分を苦しませるためのものではなく意義を与えるものなのです。

マインドフルな視点から批判や判断を加えず、そして将来への憂慮なく今を見つめると、どんな状況であっても、その意義が少しずつクリアに見えてきます。困難に飲み込まれてしまいそうな自分に気づきつつ、同時にオープンにしっかりと見届ける勇気が湧いてくるのです。しっかりと見つめたその一瞬に、これまで気づかなかった深い意義を見出し、関連のないはずのできごとも、いま起こっている意義や学びに直感的に結びつくことが増えてきます。小さな気づきがつながり、幸せへと向かうのです。

マインドフルライフで幸せの感度は高まる

豊かな人生とは、一瞬ごとの幸せの感覚を積み重ねていくことです。**自分の外で起きていることや自分以外の人から影響を受けるのではなく、今ここにある幸せに気づく感度を高めることがとても大切です。**

テレビや雑誌、ＳＮＳでは「これが幸せな人生」「これが成功」といったイメージやモデルを日々大量に私たちに見せています。豪華な住宅、高級な車、おしゃれな服装や持ち物などが話題に上らない日はありません。そして私たちは、自分ではない誰かになることに誘導されていくのです。

それはなぜでしょう？　答えは簡単です。メディアはそういったモノを売るための広告の媒体（＝メディア）であることがほとんどだから。

自分にとって豊かで幸せなライフスタイルは、個々人によってまったく違います。自分が何者かわからないこと、それは豊かな人生の妨げとはなり得ません。人と比べる。親にこうあるべきだと言われた。これが幸せになるために必要なもの。これが普通だからそうならなくてはいけない。私たちは常に「こうあるべきだ」という外側からのものさしを気にしすぎていないでしょうか？　そういったことが、自分を健やかにする滋養ある方向性なのか、それとも違和感を伴うものなのかは、自分にしかわからないのです。

自分が何者であると知らなくても、幸せになれる、ということもぜひ覚えておいてください。自分が何者であっても、今をのびのび生き続けることは、自分を限定から解放することにもなります。そうしていると自分でも知らなかったのびやかな花や実がなっていくでしょう。

花には　散ったあとの　悲しみはない　ただ一途に咲いた　喜びだけが残るのだ

坂村真民の詩より

Lesson 2 振り返り

それぞれ数分でできますので、Lesson3に進む前に、ぜひチェックしてみてください。

1 Lesson2から学んだ、あなたにとってのマインドフルネスとは?

2 Lesson2から学んだ、あなたにとってのマインドフルネスでないこととは?

3 なぜ「今・ここ」にしっかりと意識を向けると幸福につながるのでしょうか? 3つ理由を挙げてみましょう。

①

②

③

4 Lesson2全体を振り返り、このレッスンを自分なりに時間を取って学んだことを認めてあげましょう。Good Job!!

Lesson 3

マインドフルネスで脳が最適化する仕組み

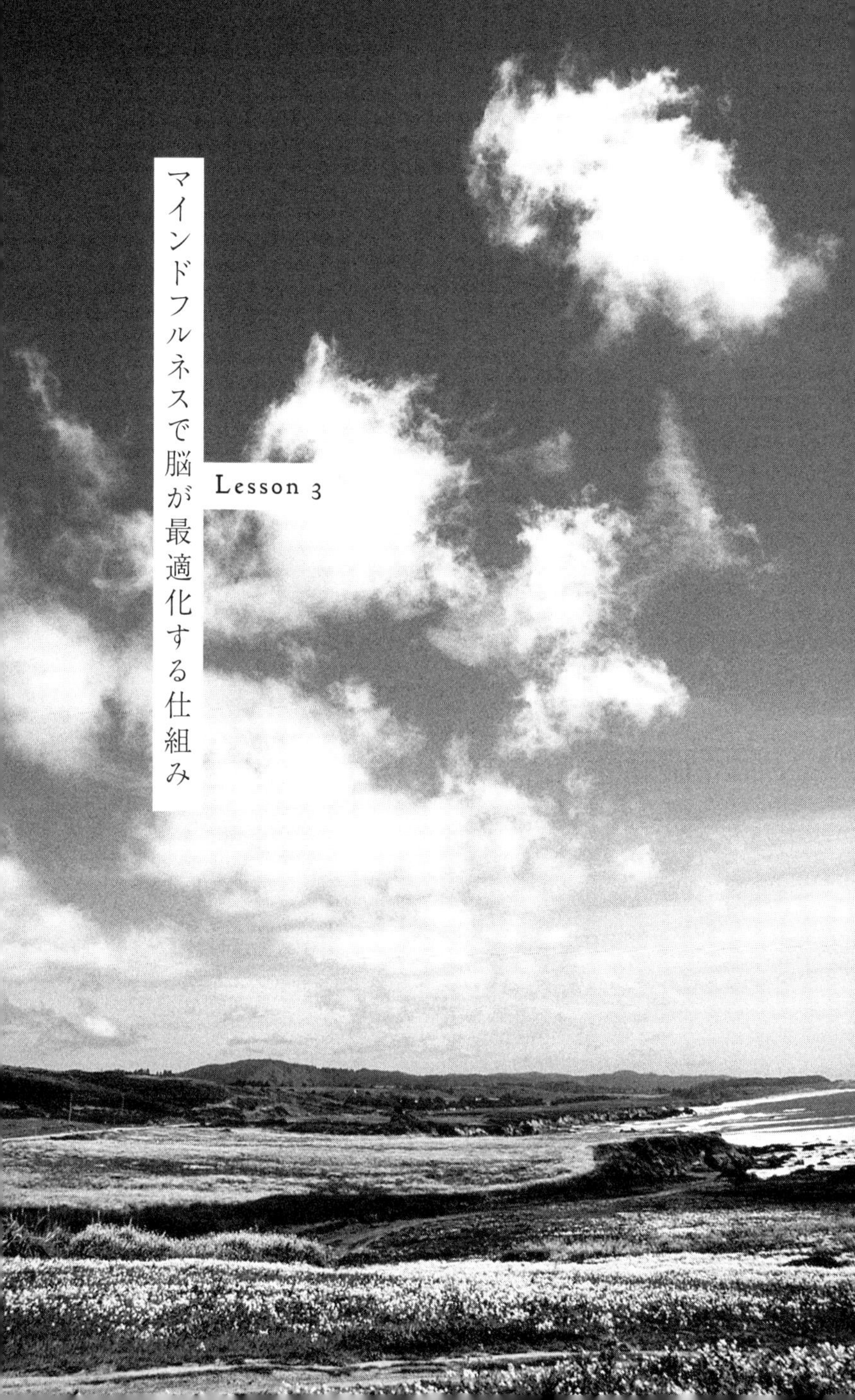

「原始の脳」から「現代の脳」へバージョンアップ

私たちの脳の基本的な設計は、約二十万年前に登場した現生人類（ホモ・サピエンス）のものを受け継いでいます。私はこれを「原始人の脳」と呼んでいます。

このころ、人間は狩猟採集生活を営んでいました。人間を取り巻く環境が今よりもはるかに厳しいものだったことは疑いの余地がありません。獲物を捕らえるのは命がけ。それもつねに手に入るとは限りません。せっかく手に入れた食料を、他の動物に奪われることもあったでしょう。厳しい自然環境から身を守ることも必要でした。こうした状況では、変化を素早く察知することが何より大切です。

だから脳は、変化に敏感に反応します。変化に敏感な人でないと、厳しい環境を生き延びることができませんでした。変化に動じない、「大丈夫なんとかなる」というような大らかで楽観的な人は早々に死に絶えており、そういう人のＤＮＡは今の私たちにはほぼ残されていないでしょう。淘汰《とうた》の結果サバイブした「原始人の脳」は、ちょっとしたことにも臆病で悲観的、小心者で疑い深い。それは、こうした時代を生き抜くために必要だったからです。

現代に生きる私たちの暮らしは、科学技術の進歩もあり、基本的な安全、安心が確保されています。この生活を私たちが手にしたのは、十八世紀後半の産業革命が契機でした。それ以降もテクノロジーの進化によって、私たちの暮らしはどんどん快適に、便利に、なっています。ところが、私たちの脳はまだこの環境の変化に対応していません。**耳慣れない音がするとドキッとしたり、いつもと違う匂いがすると注意がそちらに向くのは、原始時代からの脳を受け継いでいるから。**

人類の脳の進化において、不安定な食物供給や天候の脅威から、おおむね守られるようになったのは、産業革命から、ほんの二百五十年ほどのこと。人類の歴史から考えれば、わずかな期間にすぎず、脳はそれに対応する進化をまだ遂げていません。私たちの脳のデフォルト状態は、臆病で悲観的、変化を恐れる原始人の脳がまだ残っているのです。

この「原始人の脳」は、ずっと安全になった今を生きる私たちの生活に、うまく適応できないことがあります。たとえば、届いたメールに、自分に対して批判的なことが書かれていたとしましょう。それを読んだ途端、カーッとなったり、胸がドキドキしたりして、冷静ではいられなくなります。内容を必要以上に重く受け止めてしまうのです。これは「原始人の脳」が反応しているから。自分への批判的な言葉を、原始人の脳は「いつもとは違う危機」として受け止めます。暗闇のなかで何かが動いたときと同じように、動揺してしまうのです。**この「原始の脳」を、「現代の脳」にバージョンアップしてくれるのが、マインドフルネスです。**

情報にふりまわされる脳の仕組み

人が動揺するときの脳の仕組みを解説しましょう。

情報を最初に受け止めるのは、海馬《かいば》です。海馬の記憶のファイルから類似の経験にカテゴライズし、それを脳の真ん中あたりにある扁桃体《へんとうたい》に中継します。扁桃体は、ここぞとばかりに警報を出します。扁桃体は、人間にとって危険を知らせる警報装置なのです（次ページ図参照）。大きさは、ピーナッツとアーモンドの間くらい。こんなに小さいものが原始人のころから、私たちを小心者で疑い深くしています。

海馬や扁桃体は、頭蓋骨《ずがいこつ》の中心部にある大脳辺縁系《だいのうへんえんけい》の一部です。本能や感情、記憶をつかさどる大脳辺縁系は、太古の時代から人類の生存を支えてきました。クマなどに襲われそうになったとき、警報を出すのが扁桃体です。

扁桃体が警報を出すと何が起きるのか。前頭葉の前の部分前頭前野に血液が行きにくくなります。前頭前野は、人間的な洗練された思考をするところで、脳の司令塔。理性をつかさどる大脳新皮質の一部で、何かが起きたとき、その状況をもとに、冷静に判断をくだす役割をもっています。

ところが、扁桃体が警報を出すと、それが機能しなくなるのです。これを扁桃体ハイジャックと呼びます。理性の働きが抑制されてしまうのです。**脳が危険を察し、扁桃体が警報を出すと、脳は、戦うか、逃げるか、フリーズするかを指示します。**血液が脳ではなく身体に回って、心臓がバクバクしたり、体温が上がったりするのは、そ

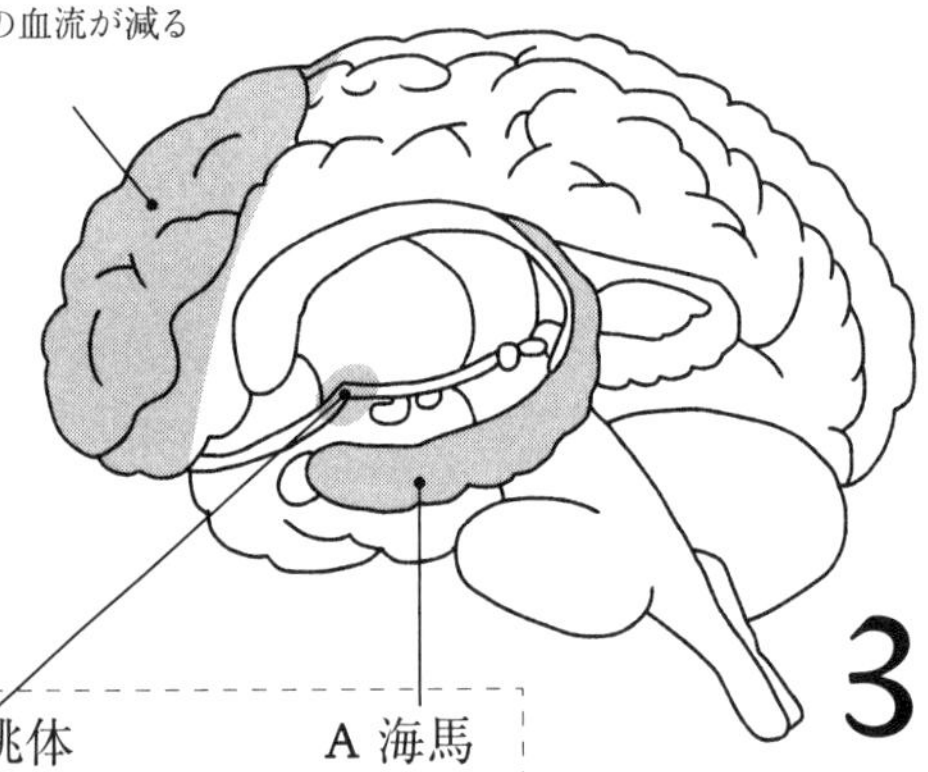

「マインドフルネス」が現実を整理

AとBの情報のやりとりを立ち止まって、精査する。

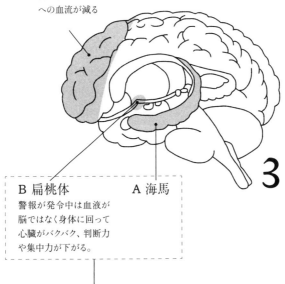

情報に振り回される脳の仕組み

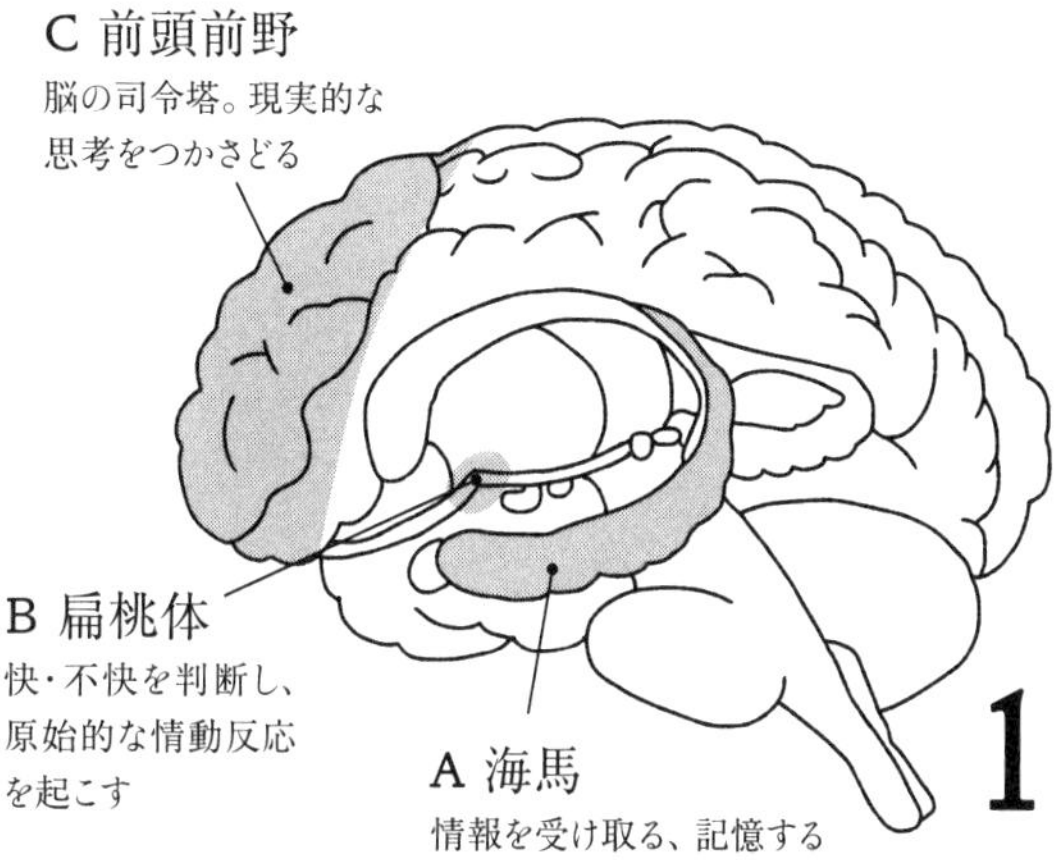

C 前頭前野
脳の司令塔。現実的な
思考をつかさどる
B 扁桃体
快・不快を判断し、
原始的な情動反応
を起こす
A 海馬
情報を受け取る、記憶する
1

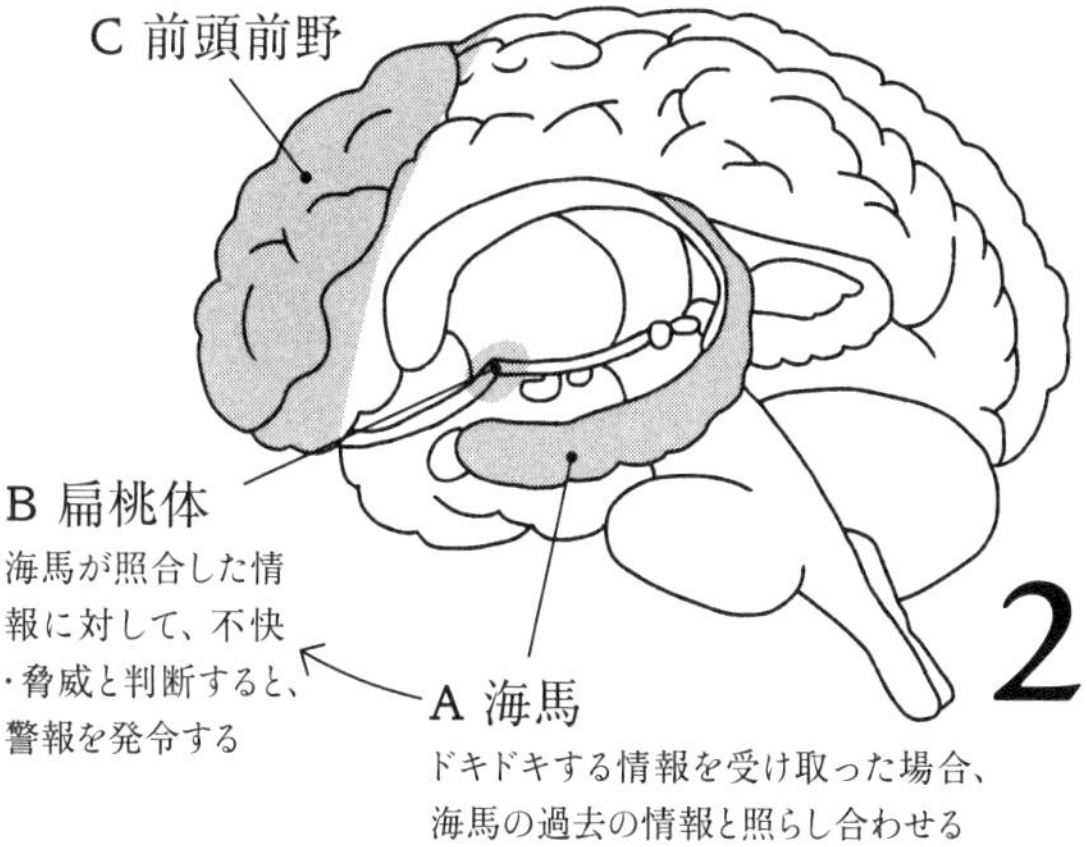

C 前頭前野
B 扁桃体
海馬が照合した情
報に対して、不快
・脅威と判断すると、
警報を発令する
A 海馬
ドキドキする情報を受け取った場合、
海馬の過去の情報と照らし合わせる
2

の準備のためです。

原始人の脳がこれまでと違うことを体験したときに警報を出すのは、それが生命の危機に直結したから。現代人の私たちは不愉快なメールによって命を落とすことはありません。それなのに、いつもと違う突発的なできごとに反応し、命に関わることのように感じて原始人と同じプログラムが動きはじめてしまいます。

その流れはこうです。

扁桃体が警報を出し、身体がそれに反応したり、感情的にカッとなったりすることを私は「第一の矢」と呼んでいます。この状態は、長く続きません。脳科学者ジル・ボルト・テイラーの『奇跡の脳―脳科学者の脳が壊れたとき』（新潮文庫）によると、その時間は九十秒以内だそうです。

ここで身体の反応に注意を向けて、「自分の身体に何が起こっているか？」を気づこうとすれば、前頭前野が、視覚や聴覚を通じて状況を処理し、本当にいま何が起きているのかを判断しはじめます。その状況を「脳の前頭葉で言語化」することで、論理的な処理が開始するのです。

ところが**「第一の矢」で扁桃体が刺激されて身体がカーッとなっているときに、その状況を客観視できずにいると、脳には妄想や思い込みによって、どんどん悪いストーリーが浮かんできます。これが「第二の矢」です。**

批判的なメールを受け取ったときに、その理由を考える前に「この人は自分のことを嫌っているに違いない」と決めつけてしまうことはありませんか？　あるいは、「以前こんなことがあったから仕返しをされているのだ」と思い込むことはありませんか？　それらしいシナリオがどんどん自動的に浮かんでくるのは「第二の矢」のせいです。

脳は最悪のストーリーを自ら作り出す

たとえば、大切な打ち合わせに遅れそうになると、ハラハラします。これは「第一の矢」。「原始人の脳」から本能的に瞬時に発令されるものですので、「第一の矢」自体を変えようとしても、実は無駄です。

それを受けて、最悪のシナリオを思い浮かべてしまうのは「第二の矢」。私たちにとってダメージが大きいのは、「第二の矢」です。打ち合わせに遅れて相手を怒らせたらどうしよう、相手は遅れるような私を信頼してくれないだろう。そうした勝手なストーリーが、冷静な対応を遅らせるのです。そして事態をどんどん悪化させます。

ここで大切なのは、「第一の矢」で冷静に立ち止まり、悪い妄想が始まる前に、ベストな対処法に集中することです。そして、**いま自分に起きていることをじっくり観察すると良いのです。**

原始人と同じ反応にならないようにするためには、脳をアップデートする必要があります。情報量やタスクが多い現代で、原始人の脳のなすがままになっていると、頭の中は混乱するばかりです。しかし脳を、人間の意志で作り変えることはそう簡単なことではありません。

そこでマインドフルネスの出番です。第二の矢に対して「ちょっと待て」と言えるようにするのです。

「第一の矢」の身体的な反応を止めることはできませんが、マインドフルネスは、思考が「第二の矢」に進まぬよう、そのあとの冷静な行動をうながします。

たとえば、仕事でミスをしたとします。そのことに気づいて胸がドキドキ、汗はタラタラ。一刻も早く上司に報告すべきですが、怖くて言葉が出ない。

これも過去のできごとをもとに、自身が最悪のストーリーを作っているからです。強く叱られるのではないか。評価に響くのではないか。同僚たちから白い目で見られてしまうのではないか。「私はどうなるのか」そんなことが気になって、肝心の仕事の状況から意識が外れてしまいます。

その状態で上司に報告しても事実をうまく伝えることができません。**まずはいったん立ち止まり、自分の身体の反応に気づく。**そして、思い込みによる最悪のストーリーをリセット。失敗したことは事実。あらためて報告内容を整理し報告。そうすることで、相手への伝わり方は変わります。

脳のアップデートのトレーニングとして最適なのは、先述した「マインドフルネス瞑想」です。これを続けることで、現実にストレスフルな状況にもより良く対応できるようになります。私が教えているグーグルで開発されたＳＩＹ（サーチ・インサイド・ユアセルフ）という研修もレッスン2でご紹介したように、ストレスの軽減や、感情的な場面で立ち止まれるようになった、などの結果が報告されています。

「脳のクセ」に気づくことがブレークスルー

脳には、もう一つの特徴があります。それは、「慣れ親しんだことを安全と感じるクセがある」ということ。極端な例ですが、父親が母親に対して日常的に暴力を振るうような、いわゆるＤＶ（ドメスティックヴァイオレンス）家庭で育った人は、幼いころから暴力のある、混沌とした環境に慣らされてしまいます。すると、静かで平和な状態のほうが無意識的に何かヘンだ、いつもと違うぞ、とどこか落ち着かない感覚、自分がその平和な状態に属さないという感覚を持つことがあります。そして、自分も同じような人生を選択しがちになってしまう。

原始人の脳は、本人にとっていいか悪いかを判断しません。それよりも今までと同じかどうかが指針になるのです。だから今までと違っていると、それを危険と判断して、警報機を鳴らします。せっかくこれまでと違う生き方を選択したのに、扁桃体がしきりに「今までと違う」と訴え、慣れ親しんだ状態に戻そうとするのです。人間は、慣れ親しんだ状況ではないことに恐怖を感じる傾向を持っています。これでは、良い方向に人生を変えることが非常に難しくなります。

こうした自身の傾向に気づけるのがマインドフルネスです。

先ほどの、「第一の矢」の扁桃体による反応と同じく、静かで平和な日常に不条理な不安を抱いている自分にまず気づくことがブレークスルーとなります。しかし、この不安は無意識的なもの。「より良い状況を選んでいるのに不安であるはずがない」という思い込みにかき消されてしまいがちなところに、マインドフルに自分に向き合うことが有効になるのです。

自分の傾向に気づき、自分にとって本当にこれが幸せなのか、なぜ自分は、静かで平和に暮らせる世界を怖がっているのか、と考えられるようになります。そんな自分をいたわり、癒し、自分にとって真の幸せとはどういう状況を指すのかが、見えてくるでしょう。

偏った「自己イメージ」から抜け出すには

このように脳の機能である記憶や意味づけによって作り出された「慣れ」のイメージで、私たちの人生に多大な影響を及ぼすのが無意識の「自己イメージ」です。

この「自己イメージ」は、二つの大きな理由から厄介になってきます。

一つ目はあなたが勝手に作り出した「自己イメージ」は自分そのもの、という思い込みの大きな落とし穴にはまってしまい、身動きできなくなる。

二つ目は、「無意識に知らず知らずに私たちの意思決定をハイジャックしてしまう」ということです。

脳にある自己イメージは、「偏った記憶と意味づけによって編み出された、間違ったあなたというストーリー」と言い換えることができます。

そしてそれは、ポジティブなものであろうとなかろうと、今のあなた自身とはまったく別のものであることを忘れないでください。たとえポジティブな自己イメージであっても、それさえもあなた自身ではなく、どこかで不一致や違和感が発生します。

「本当の今のあなた」とは、定義・限定し得ない可能性のるつぼです。そして、そこで**一瞬一瞬何が起こるかに気づき、受け止め、時には手放すという選択をしていくことで、これまでのストーリーに限定されない人生を繰り広げることが可能なのです。**

そして自動操縦状態になった心の動きも、心静かに今の自分の身体を感じてみると、身体からのサインに気づくはずです。たとえば、胸のあたりが少し締め付けられる、頭皮がキーンと張り詰めたようになっている、必要以上に目を見開いて話している、など。

まずはその身体的な状態に気づいて、そこから今の自分に何をしてあげる必要があるのか、を問うことで、これまでの自己イメージから自動操縦状態になっている自分の思考を解放することができるのです。

これまでと違う生き方や世界に踏み出すには、たとえそれが自分の幸せにつながるとわかっていても、相当の勇気が必要です。しかし、根底にある恐れや不安に気づきながら、それらを否定することなくいたわった上で、冷静に幸せに向かう一歩を踏み出す。マインドフルネスは、私たちが自発的な幸せに向かう生き方を選ぶために、今という一番パワフルで可能性に満ちたポイントに私たちを招いてくれ、不完全で不安だらけの私たちをそっと見守り寄り添ってくれる、もうひとりの自分に気づかせてくれるでしょう。

ネガティブな「脳のクセ」をなおすには？

人は、失敗したこと、非難されたことなど、ネガティブな経験のほうが、ポジティブな経験よりも数倍強く記憶に残るということがわかっています。これを「脳のネガティブバイアス」と言います。これも、脅威に対して敏感になり、痛い思いをしたら二度とそれを繰り返さない、というサバイバルのための脳のクセです。

私たちの脳は、二度と痛い目に遭わないように、二度とつらい想いをしないように自分を守ろうとする仕組みになっています。だからネガティブなことに注意を向けてしまう。しかしこれは偏った集中です。

それに対してマインドフルネスは、オープンな集中です。いま起きていることに注意を向け、リラックスして全体を見渡すことができます。そこで起きていることを冷静に観察して、自分がどこを目指すか、正しく判断することができるようになるのです。

マインドフルネスは、起きていることに対して評価・判断をしないで、シンプルに物事を見ることです。起きていることが、良いか悪いかではなくて、ただ「何が」起きているのかだけに集中するのです。

評価・判断をしないというのは、言い換えれば、急がないということ。急ぐと、原始人の脳が大ざっぱな判断をくだしてしまうことがあるのです。本当にいま起きていることだけに目を向けるなら、いったん過去の評価は置いておかないと情報量が多すぎます。

話を元に戻します。**脳は、ネガティブなことに敏感です。そのままにしておくと、自己評価がどんどん低くなってしまいます。**将来を悲観し、失敗を過剰に恐れることもあります。現代人は、そうした原始人の脳の仕様を自分の力で書き換える必要があるのです。

脳のクセをなおすのは、自分の生き方がイケているのか、いないのかを気にするよりも、「今・ここ」の一瞬の自分にOKサインを出すこと。そして、その一瞬に喜びを感じるようになること。それが、マインドフルネスが私たちに与えてくれる自由です。

人間関係もクリアに判断できるようになる

マインドフルネスを続けていると、自分自身を高いところから、客観的に見ることができるようになります。これを「メタ認知」と呼びます。

メタ認知が強化されると、相手の言動に、怒ったり、哀しくなったり、喜びすぎたりといった感情の起伏に、より気づくようになります。怒っている自分、舞い上がっている自分に気づき、寄り添ううちに、心は落ち着いてきます。**一喜一憂を放置して**

しまうのは、原始人の脳のままということです。感情が揺れる感覚に気づき、改めて振り返れることで、人を信頼しすぎたり、疑い深くなることもなくなります。

さらに、初対面の人でも「信頼できる」「居心地がいい」「ちょっと苦手」など、クリアに判断することができます。そして、「この人は苦手」と感じてしまったときも、その感覚を冷静にいったん保留にすることもできます。「この人は苦手だ」という感情を抱いたときは、「自分はこういうタイプの人が苦手なのだ」と、自分の傾向として冷静に感じられたら、マインドフルネス度が高まっている証拠です。

すると「なぜ苦手なのか?」と、好奇心が生まれます。苦手と思っているのは自分の過去の経験からの思い込みであり、相手の問題ではないかもしれません。その過去の経験とは何か?　その人のどこが「苦手スイッチ」なのか?　そう考えていくと、逆に自分のいたらなさに気づくことがあります。その人への苦手意識を払拭するまではいかないとしても、そのときの気づきは、これからの人間関係に生きるはずです。

ＳＮＳ中毒の脳への対策

原始人の脳は、新しいことにもすぐ反応してしまうという仕組みがあります。これを脳の報酬系といいます。脳は目新しいもの、心地よいもの、上達を感じられるもの、褒められること、つながれることを心地よいと思うのです。

これは、赤ちゃんが歩こうとするときと同じなのです。歩くことは、赤ちゃんにとって新しいこと。それを親に褒められます。そして、転びながらもだんだんできるようになると、上達を感じます。人間の学習は、報酬系の仕組みを上手に使えば、効果的なのです。

ところが、誤った方へ向かうと、依存症や中毒のような状態を引き起こすこともあります。ＳＮＳがそうです。情報がどんどんアップデートされて、目新しいものが次々と上がってきます。フェイスブックで「いいね！」がつくのは、褒められること。そして眺めているだけでも、友人とつながったような気分になります。

そちらに気をとられてしまうと、集中を高めてパフォーマンスの高い仕事を成し遂げることが難しくなります。

じつを言うと、私自身が一時期、危うくフェイスブック中毒になりかけたことがあるのです。そんな私が感じた、マインドフルネス的SNSの問題点を二つ挙げておきます。

いま起きていることをじっくり味わいましょうというのがマインドフルネスです。コップに入った水を味わいながら飲むこともマインドフルネス。能動的に、「今・ここ」に注目することが大切です。

ところが**SNSは、受動的です。**「今・ここ」を見るべきだという意識が必要ありません。だから、**どこに心的エネルギーを割くか、自発的に選んでいく力が弱くなります。**受動的になってしまうと、いま起きていることを味わうという状態ではなく、より速いスピードで情報が何となく流れている状態になります。

もう一つは、他人と自分とを比べてしまうこと。SNSに上がってくる、誰かの人生を、豊かだ、素敵だと鵜呑みにしてしまうと、それと自分とを比べて、根拠のない劣等感が生まれてしまいます。

私は、現在もセミナーの告知や、スタッフとのやり取りにフェイスブックを使うことがありますが、それに対して、これくらいの時間をここに使おうと明確にしています。一日のうちどれくらいの頻度で、つながるかを先にしっかり考えておくのです。ただし、その時間を超えたときに気づかないようでは意味がありません。

ここでもマインドフルネスが有効です。マインドフルネスは、「今・ここ」に注意を注ぐことですが、繰り返し実践するうちに、「メタ注意力」が発達します。

「メタ注意力」とは、自分が何に注意しているのかを客観的に見つめることができる注意力です。**メタ注意力があれば、SNS中毒になりかかっても、いま自分はここに注意を向けているけどいいの？　と気づきます。**マインドフルネスは、SNS中毒になりやすい脳への対策にもなるのです。

「瞑想」は脳を最適化する最たるトレーニング

ここまで見てきたとおり、「原始人の脳」は、生産性を求められる現代社会を生きる私たちにとっては、都合の良いものではありません。

本質的なアプローチは、トレーニングによって、脳自体をアップデートすることです。つまり、これまでの自動操縦モードが「原始人の脳」に偏りがちだったのを、クリアに今本当に起こっていることに注目し続ける状態が、より自動的にできるようにすることです。**アップデートするのは、大脳新皮質。私たちの文明的な生活に適応し、理性的な判断や、そのもとになる思考をつかさどっている部位です。**

脳自体をアップデートする最たるトレーニングは、マインドフルネス瞑想です。この種の瞑想が脳の構造を変えることができると明らかにしたのは、ハーバード大学で心理学の博士号を取得し、ウィスコンシン大学で感情と脳に関する研究の第一人者として知られるリチャード・デビッドソン博士です。

博士は、一万時間以上瞑想経験のあるチベット仏教僧マチュー・リカールの脳を測定。瞑想経験のない学生の脳と比較し、瞑想経験者は、特定の脳の機能がより活性化し、特定の部位の皮質の厚みも増していることを発表しました。つまり、脳の機能と構造が変わるのです。

そこからさらに研究が進み、現在では、厚みが増しているのは、島《とう》皮質《ひしつ》と、前頭葉の額のもっとも出っ張った部分、さらにその上部などであると推定されています。しかも、わずか八週間の集中した訓練で！（ハーバード大学　サラ・ラザール博士らによる研究）。

島皮質は、「直感」を感じとる能力、他人の立場になってものごとを感じる能力と関わりがあるといわれる部位です。また前頭葉の額のもっとも出っ張った部分とその上部は、注意力をコントロールする部位といわれています。

ここが厚くなるとどうなるのか。もちろん、脳科学はまだまだ新しい分野であり、マインドフルネスの効果について本格的な理解に至るまでには、さらに何年もかかるでしょう。しかし、これまでの研究結果だけでも、信頼性のあるものが増えてきており、今後ますます楽しみな分野です。

マインドフルネスは、「今・ここ」に注意を向けることですが、注意がそれたときに、そのことに気づいて、戻すのが早くなります。「今それている」と気づいて、すぐに集中した状態に戻れるようになるのです。

マインドフルネスと
脳のアップデートのしくみ

なぜ瞑想なのか?

直感・共感を関連づけられる、
島皮質《とうひしつ》(両耳の奥にある)の機能が高まり、
厚みが増すと推定される。
前頭前野の機能アップにより、扁桃体の情動反応に
気づき、落ちついて対処しやすくなる。
扁桃体も鎮静しやすくなる。

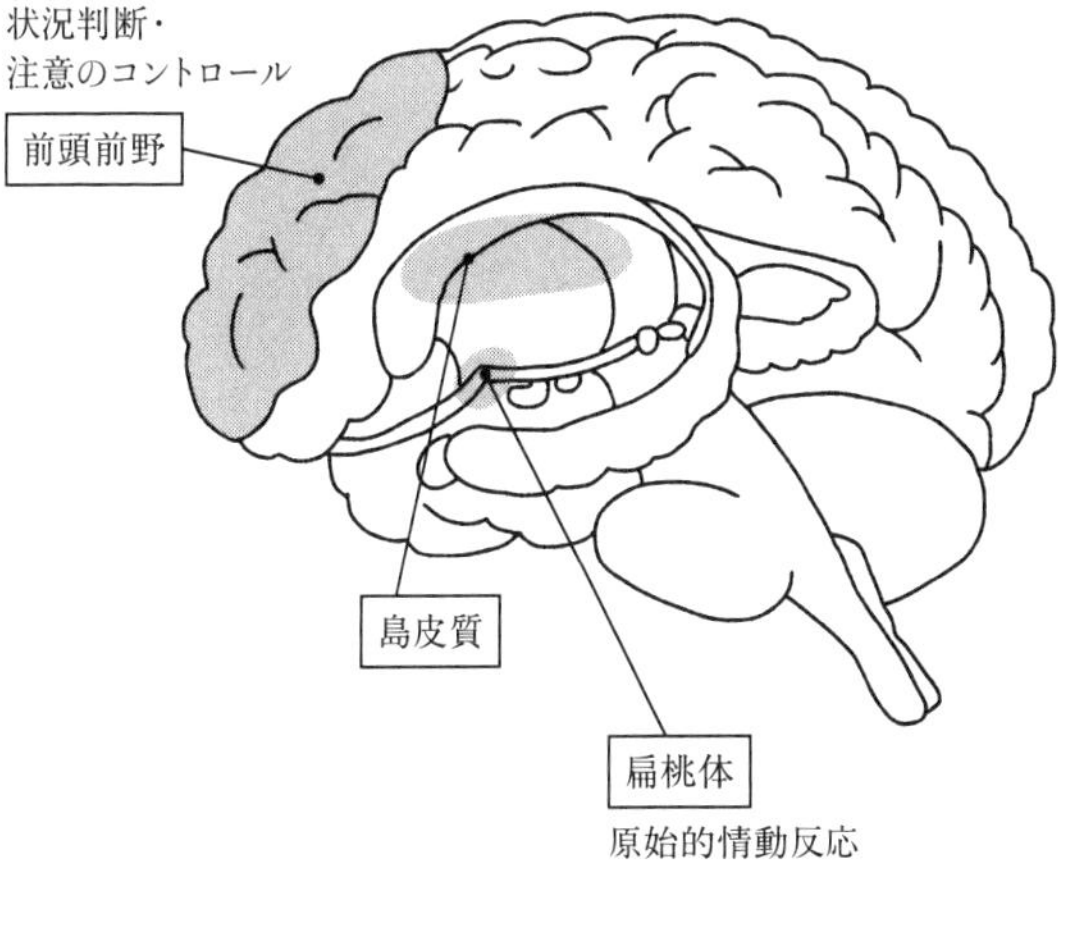

マインドフルネス瞑想で脳に何が起こるのか？

それでは、マインドフルネス瞑想のプロセスが脳のなかでどんな作用を起こしているのかを見てみましょう。

（詳細は１０６ページ以降参照）

呼吸に注意を向ける（A）

↓

注意がそれる（B）

↓

注意がそれたことに気づく（C）

↓

注意を取り戻す（D）

呼吸に注意を向けたときに高まるのが、背外側前頭前野です。ここが機能していると、集中できています（107ページA）。

注意がそれて、ボーッとなっている状態は、デフォルトモードネットワーク（DMN）と呼ばれる状態です（106ページB）。ボーッとしているとき、じつは脳はリラックスできていないのです。ここでは注意が散漫になっているので、どこに注意が向けられているのかがわかりません。

いま散漫になっていることに気づくのが前帯状皮質（106ページC）。

目的とそれていることに気づいて、また呼吸に意識を戻します（107ページD）

意識を戻して終わりではありません。次の図のように、また注意がそれ、それたことに気づき、と同じプロセスを繰り返します。**瞑想を続けることで、CからDへとスムーズにつながるようになるのです。**

これは言い換えると、**マインドフルネス瞑想を繰り返すことで、自分自身を冷静に、客観的に見ることができるよう脳の仕組みと働きが変化していくということ。**先述した「自分自身を高いところから、客観的に見る」メタ認知が強化され、よりオー

※マインドフルネス瞑想のおかげでスムーズにつながる

B

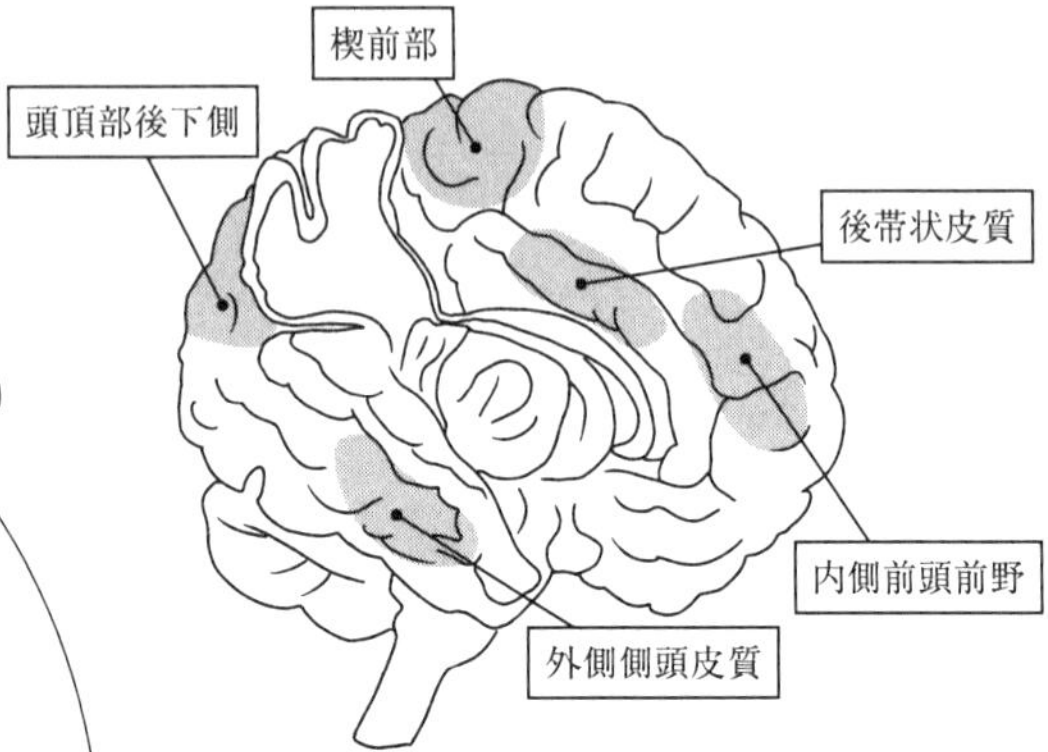

注意がそれる

・DMN（デフォルトモードネットワーク）とも呼ばれる、ボーッとした状態

C

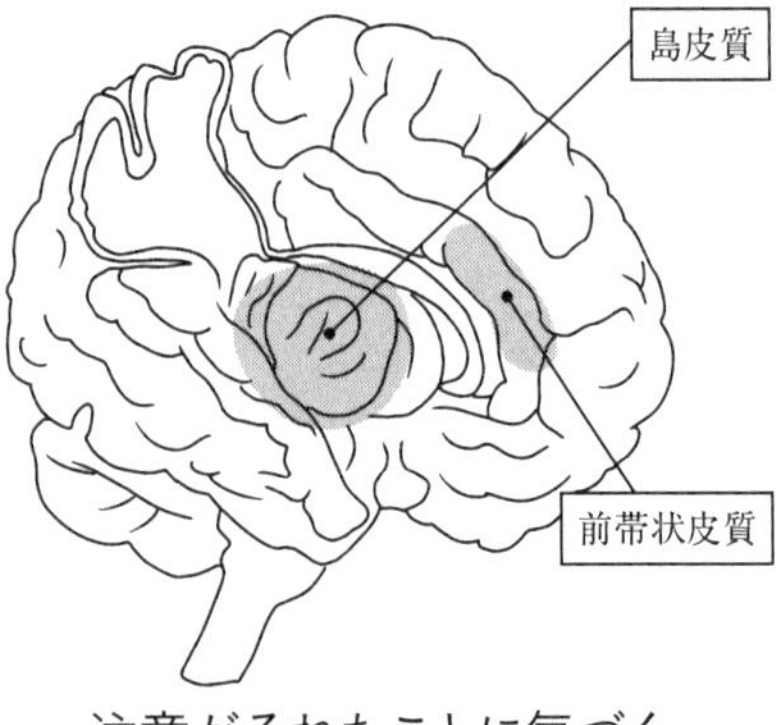

注意がそれたことに気づく

・うまくできている、できていない等の評価や判断はしない
・雑念を穏やかに受容する

マインドフルネス瞑想のプロセスとそれに関わる脳の部位

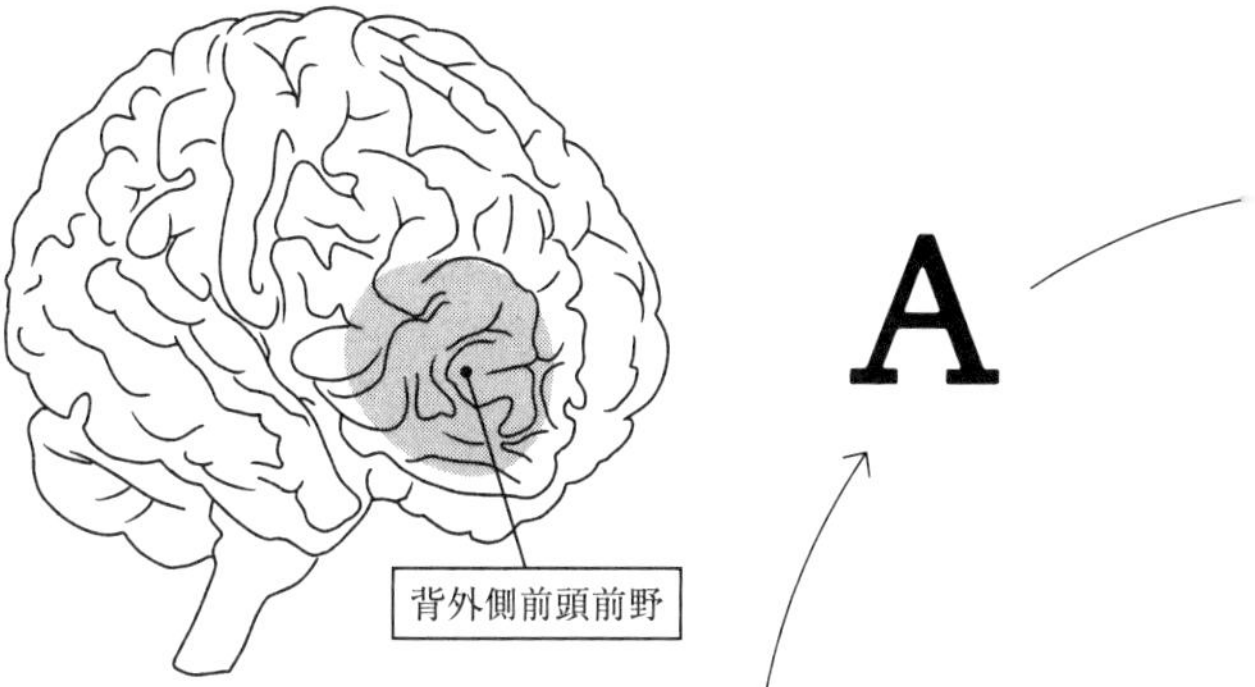

呼吸に注意を向ける
・自然な呼吸に委ねる
・息の出入りを観察

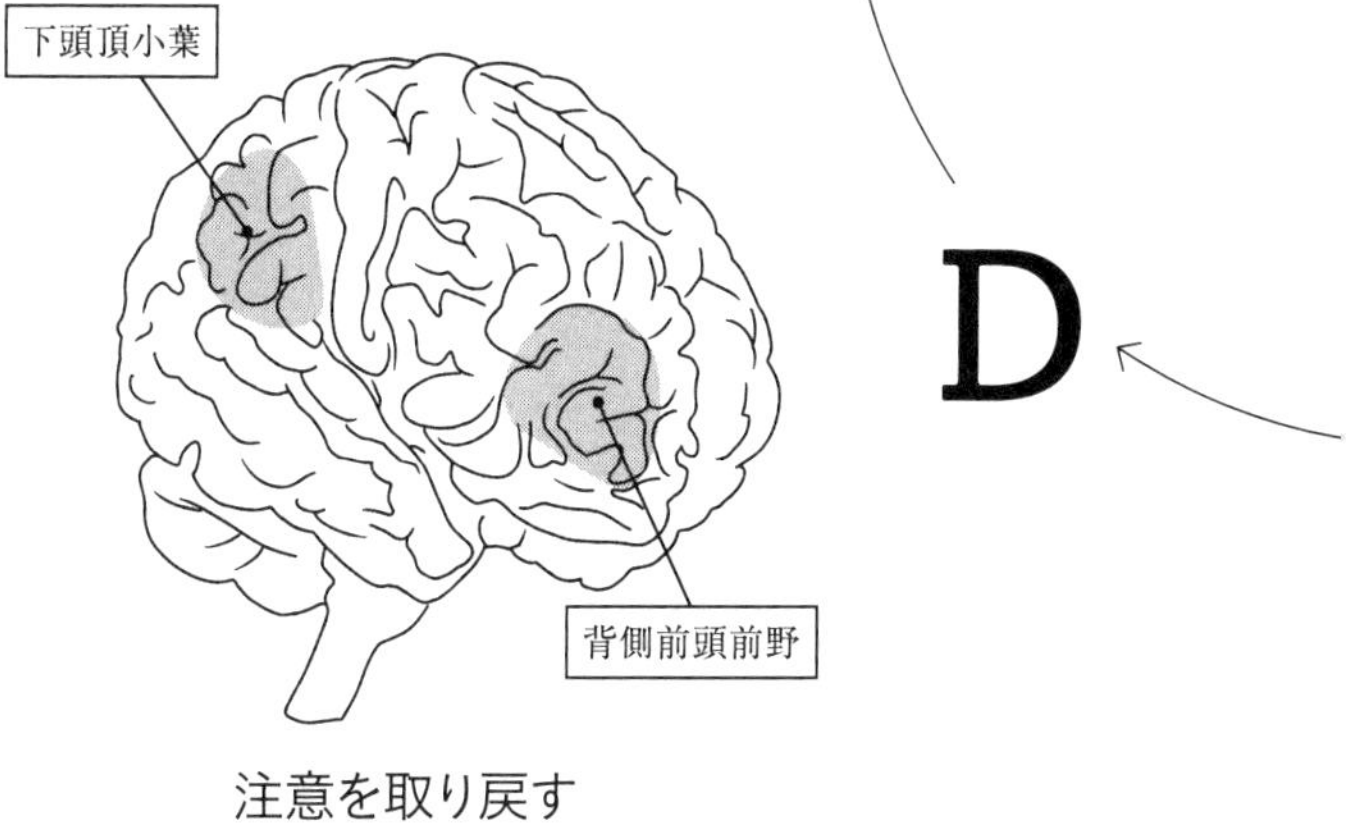

注意を取り戻す

出典:Scientific American 2014年11月号　Emory Universityの脳スキャンよりまとめ

プンな集中が得やすくなります。

良い集中とは、湧いてくるものです。意識して集中しようと思ってもなかなかできません。リラックスしている状況で、呼吸に集中するというシンプルな取り組みが良いのです。意識は外れてもかまいません。外れたことに気づいて、また戻す。今やっていることから外れても、自分を批判し、これではダメだと判断する前に、リラックスしてもう一度やりたいことに集中を戻します。

たった一回の呼吸でも脳はリラックス

マインドフルネス瞑想は、まとまった時間をとって行うものでもありません。ほっと一息でもいいのです。たった一回の呼吸でも、ていねいにすれば脳はリラックス。変化を感じられます。呼吸の最初から最後までを見届けることができれば、一呼吸で十五秒くらいでしょうか。慣れてきたら二回、三回と続けて、そこからさらに五分、十分と増やしていけそうなら、増やすといいでしょう。でも、「やらなければ」と意気込まないでください。「心地よさそうだから」「面白そうだからやってみよう」と気軽に試していただければと思います。

シリコンバレーでは、私のようにはまって、一週間くらいの「沈黙の瞑想」をするビジネスピープルがたくさんいますが、そこまででなくても、ずっと続けていると、脳の仕組みや働きが変わってきます。

それが少しずつ定着し、マインドフルネスが、デフォルト（標準状態）になってきます。「二番目の矢」の不正確な意味づけやストーリーが放たれたときにも、その状況に応じて、どうすればいいのかを冷静に判断できるようになるのです。これが「マインドフルネス瞑想は、心の筋トレである」ということ。

まさに脳のアップデートです。

本当に脳の仕組みや働きが変わり始めると、さらにマインドフルネス瞑想を続けやすくなります。カーッとならなくなるわけではないのですが、カーッとなったときに、相手を責めたり、感情的に行動してしまうのではなく、落ち着こう、まず座ろう、瞑想しようという気持ちになるのです。

繰り返しおこなえば脳は学習する

忙しい日々の生活の中で、瞑想や呼吸といったマインドフルネス的な行為は、最初はなかなか定着しないものです。しかし、脳は学習によって、どんどん発達していくシステムがあります。**脳には、「神経可塑性《しんけいかそせい》」という仕組みがあります。「神経細胞は、学習によって新しいつながりを作ることができる」ということです。**

繰り返し行うことは、上手になり、ひいては習慣になるのも、神経可塑性が働いて、ある行動に伴う神経細胞のつながりが強化されて、簡単にできるようになるためです。マインドフルネスにも、この性質を使わない手はありません。

私の友人のマインドフルネスを実践するある研究者は、机に向かう前から「イスに座ったらすぐに、仕事に集中する」ことを意識しているそうです。もし座って、SNSを開いてしまったら、もう一回席を立って、やり直す。「イスに座ること」イコール「仕事に集中する」。これを「アンカリング」と言います。イスに座るという

マインドフルネスで開発される脳の部位

島皮質
身体の状態変化の認知、情動に文脈をつける、五感と感情の統合、ミラーニューロン・共感

前帯状皮質
共感、意思決定、差や争いのないモニター、思考のコントロールが必要なときを知らせる

前頭前野
実行機能、論理的意思決定計画、二つの異なる概念保持、注意・集中、努力の持続、注意の統合、情報の管理、自己統制、規律の順守

扁桃体
情動、脅威の予知、恐れ、情動的反応の制御

大脳基底核
行動の選択、善悪の判断、直感、虫の知らせ

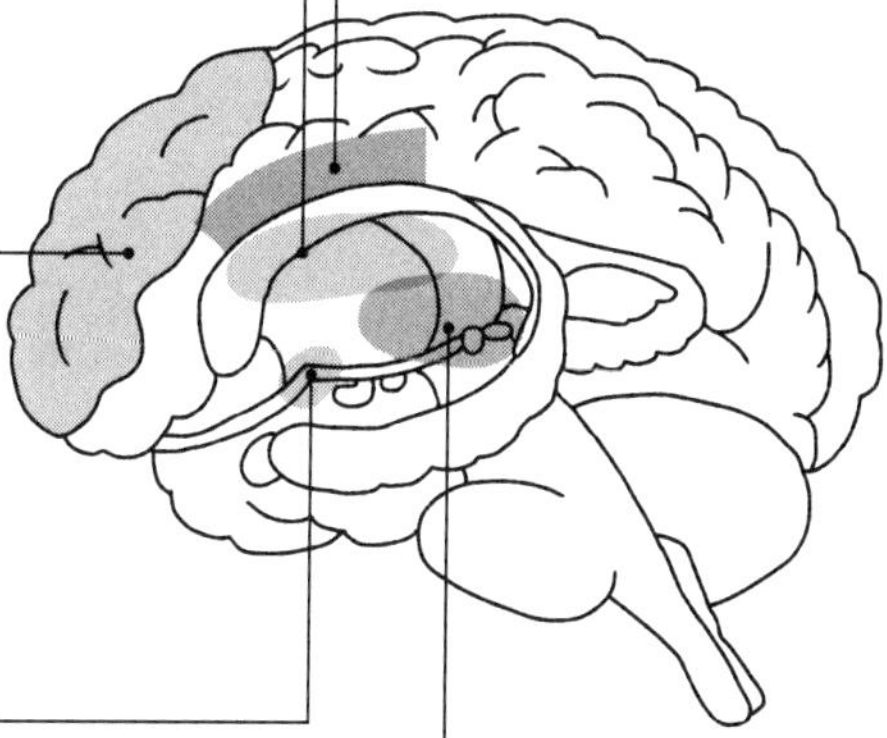

出典："How does mindfulness meditation work？"2011, Britta K.Hölzel, Sara Lazarらによるメタ分析

行為と仕事に集中することをつなげるのです。これが可能になるのは、脳に神経可塑性があるから。最初は意図的にやります。ところが、それを何回も繰り返すうちに、イスに座れば、意識しなくても、すぐに仕事に集中できるようになるのです。

脳は、このように特定の動作に基づいて、仕組みや働きを作り変えることもできます。かつて神経可塑性は、幼児期にしかできないものとされていました。幼児期の脳の状態でしか結びつかないと言われていたものが、ここ三十年くらいの研究で、生きている限り、いつでも結びつけることができるとわかりました。

電子顕微鏡で神経可塑性が起きているところを見ると、左の図のように神経細胞と神経細胞が手をつなぐようになるのです。最初は離れていた神経細胞がつながって一つになっていく様子は、ひとりぼっちだったひょろひょろのネギ坊主くんが別のネギ坊主くんに出会って、おずおずと手を伸ばして友達になるようで、愉快です。

この**神経可塑性は、マインドフルネスを習慣化することにも役立ちます。**脳科学というエキサイティングな学問分野でも、脳のちょっと困ったクセと、それに対するマインドフルネスの有効性がわかってきているのです。もちろん、「世界で最も複雑なシステム」とも言われる人間の脳。解明できているのは、まだまだ微々たるもので

実践の繰り返しが神経細胞をつなげ強化

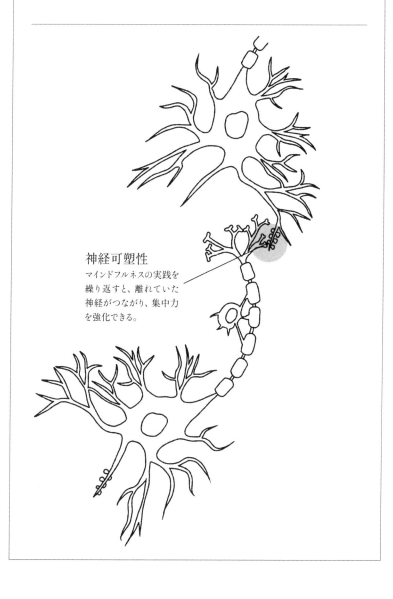

繰り返すと、離れていた
神経がつながり、集中力
を強化できる。

す。しかし、優れた研究者たちによって発見されている、マインドフルネスと脳科学のつながりは、私たちに大きな希望とモチベーションを与えてくれます。

マインドフルネス瞑想で頭の中はクリアになる

脳に、本当の休息を与えることができるのも、マインドフルネス瞑想のメリットです。

私たちは、一日の中でたまにボーッとすることがあります。このとき、私たちは本当にリラックスできているのでしょうか。

ボーッとした状態とは、先述したデフォルトモードネットワーク（DMN）と呼ばれるものです。**ボーッとしているとき、頭の中はからっぽではないのです。**「今日の晩ごはんは、何を食べよう」「昨日観た映画、面白かったな」「ダラダラしていないで早く掃除を始めよう」など、あらゆることが心に浮かんでいます。

このとき脳は忙しく動いています。

忙しい頭の中の状態をスノードームにたとえるとわかりやすいでしょう。透明なドームの中には、街並みや人物、景色などとともに雪のような細片と透明の液体が入っています。揺さぶると、細片が舞い吹雪のような状態に。吹雪で視界はゼロ、忙しい頭の中は、これと同じです。

揺さぶるのをやめて、ただそっとスノードームをそこに置いてあげればよいのです。台に置くと細片は次第に沈み、ドームの中にある街並みや人物、景色がくっきりと見えるようになります。**マインドフルネス瞑想はこれと同じで、舞い散る思考や感情から、そっと呼吸に意識を戻すことで頭の中がクリアな状態になります。**

現代人の脳は、ただでさえ情報量の多さにおぼれそうになっています。スノードームの中が、雪が舞っている状態、つまりクリアさに欠ける状態のまま仕事をしていても生産性は上がりません。まさに、マインドフルネス瞑想のモデル通り、注意がそれてボーッとしているＤＭＮの状態から、それに気づいて注意をそっと戻すことを繰り返す。そのメリットは大きいのです。

忙しい頭の中は雪が舞うスノードームのよう

情報量の多さで視界はゼロ

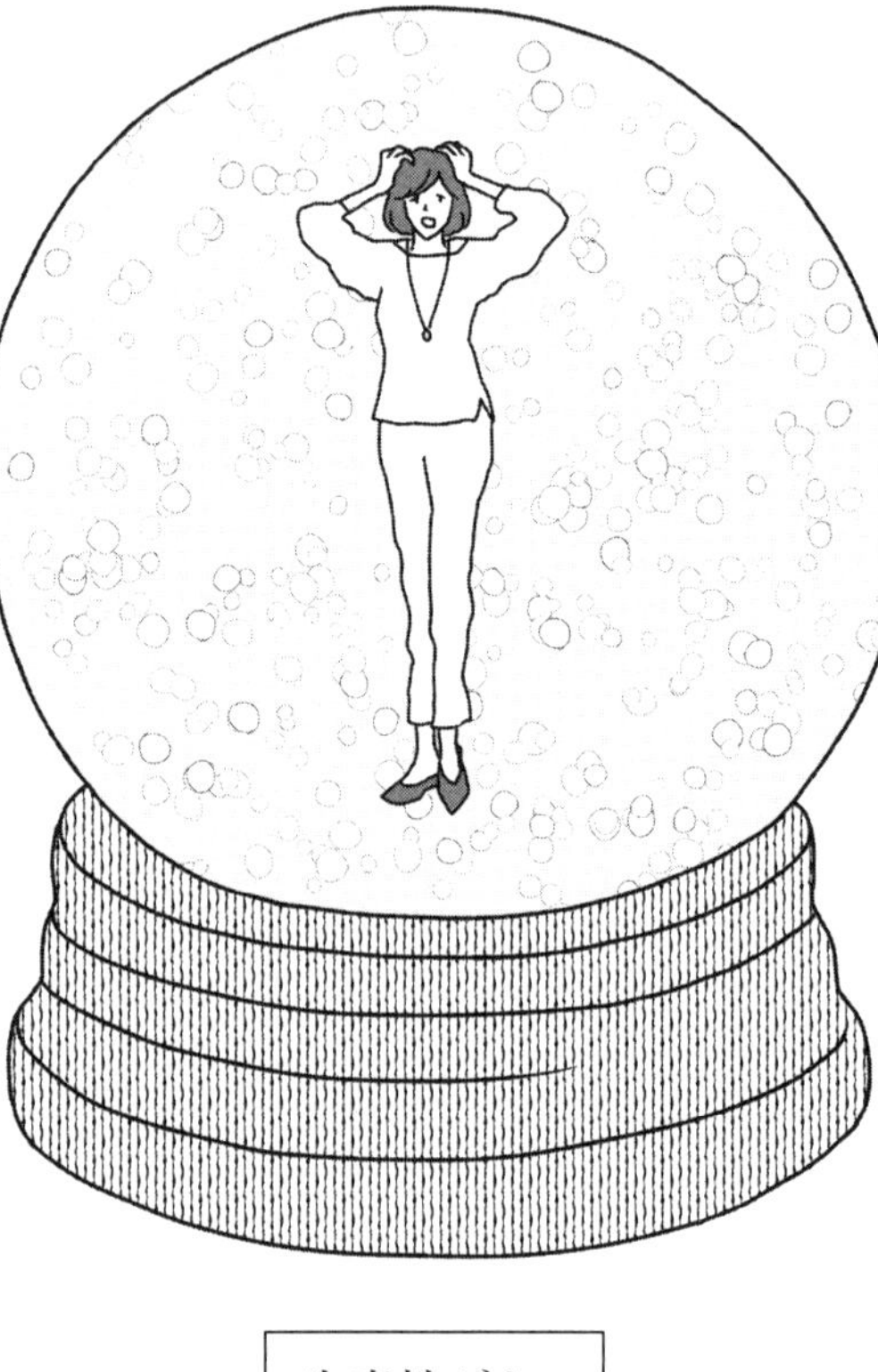

生産性ダウン

マインドフルネス瞑想で頭の中はクリアになる

舞い散る思考や感情が鎮まる

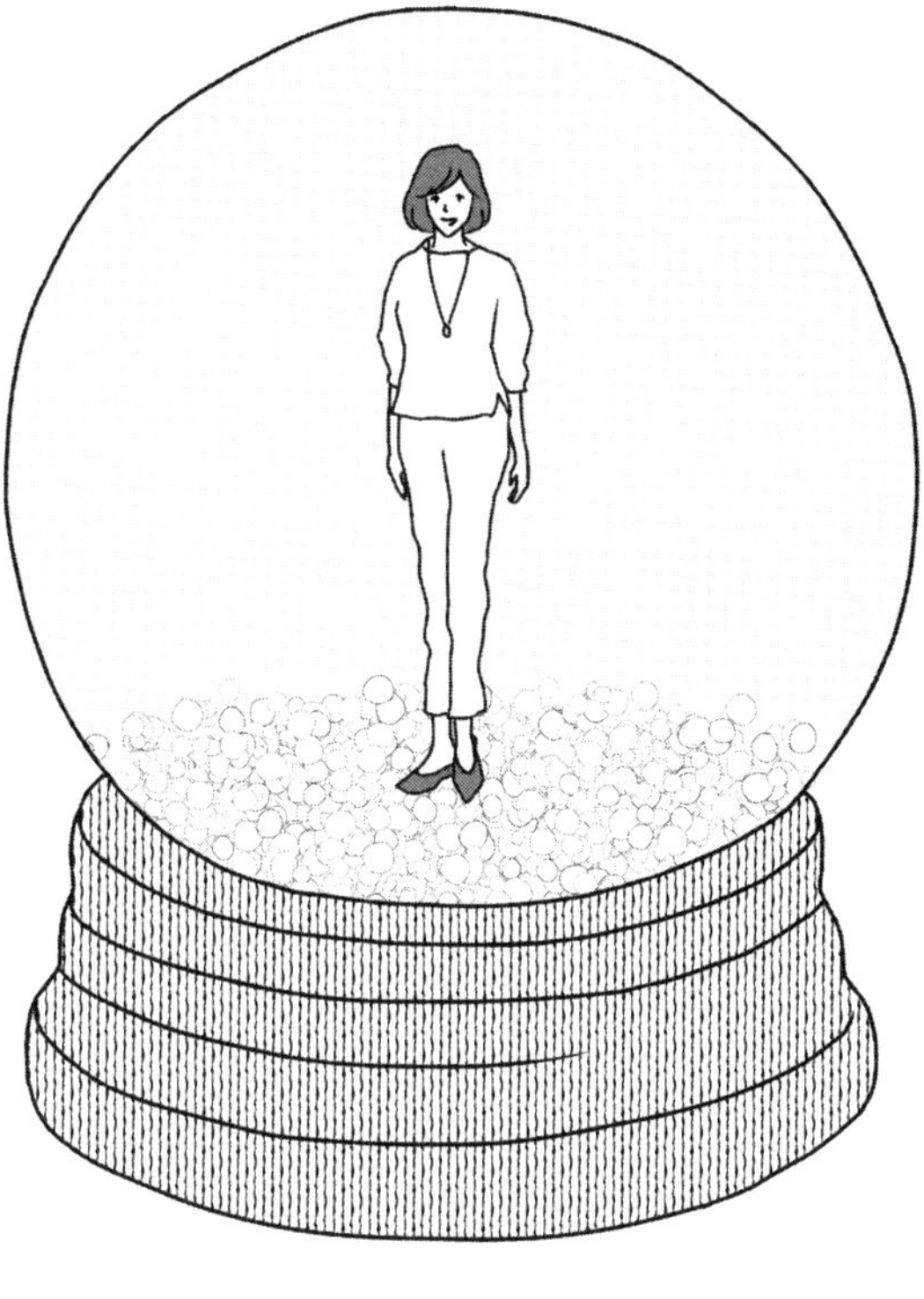

生産性アップ！

マインドフルネス瞑想で脳に本当の休息を

マインドフルネス瞑想では、デフォルトモードネットワーク（DMN）の状態で活動している部分を休ませて、心身ともにリラックスしている状態に作り変えることが可能になります。

次のレッスンでご紹介する瞑想が、もしうまくいかなかったと感じたときも、そのことをすぐに批判・判断する必要はありません。私は、初めて七日間に及ぶ瞑想リトリートに参加したとき、始めの五日間はまったく「今・ここ」に集中できず落ち込んだのですが、おかげで六日目に、その集中できない状態をマインドフルに見つめたとき、自分を苦しめている根本的な原因がわかりました。自分に対する「完璧主義」です。うまくできているという実感がなくても、続けていると自分に対する大切な気づきにつながるのです。

瞑想をする時間は、〝自分〟を休む、立ち止まる時間でもあります。その間は、仕事や家庭の役割や、自分に課した責任からも解放されて、脳に本当の休息を与えることになるのです。

マインドフルネス瞑想を始めても、心に浮かんでくることは本当にランダムです。好きでもないセレブの写真、誰かの言葉、この後やらなくてはならないこと、過去の記憶などがポコポコと浮かんできます。こうした雑念をムリに沈めようとする必要はありません。

マインドフルネス瞑想をしていると、それにいちいち反応するのは、時間も心的エネルギーももったいないと感じるようになってきます。「今・ここ」にある現実は、その過去の出来事とは別のものであるという、揺るぎない事実に気づきます。また、マインドフルネス瞑想のモデル自体が、呼吸以外の心に起こることを手放し、また呼吸に戻る練習です。ですから過去の不愉快なできごとも手放す訓練となり、ラクに今に心を戻せるようになるのです。すると新鮮な気持ちで、いま起きていることを味わえるようになります。

さあ、いよいよレッスン4で、マインドフルネス瞑想を実践です。

Lesson 3 振り返り

それぞれ数分でできますので、Lesson4に進む前に、ぜひチェックしてみてください。

1 最近ネガティブな感情が起こったときに、それぞれについて何が起こったか思い出してみましょう。

①身体のどこがどのような状態になりましたか?

②どのような感情が湧きましたか?

③どのような判断・決定をしましたか?

2 1で起こったことについて、Lesson3の脳科学的な知識から、どう解説できますか?

例）海馬が「類似の過去の記憶」を拾って、扁桃体が脅威・不快の警報を発令し、心臓がバクバクして、前頭葉が「現実に基づいた判断」がしにくくなっていた。etc.……

3 自己イメージについてどのようなことを学びましたか?

4 Lesson3全体を振り返り、このレッスンを自分なりに時間を取って学んだことを認めてあげましょう。Good Job‼

Lesson 4

マインドフルネス瞑想　基本の実践法

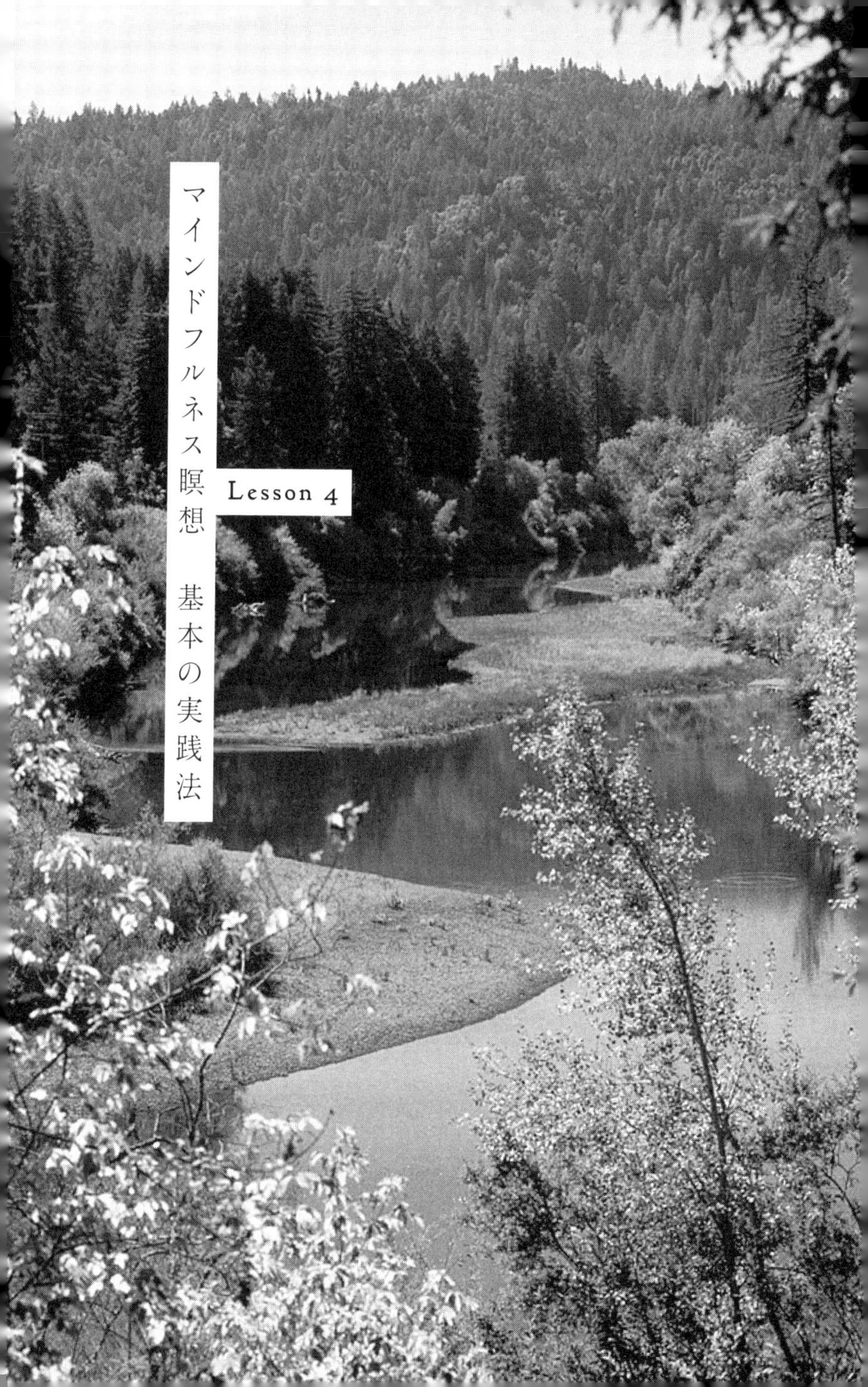

マインドフルネスの心得

まず、実践を始める前の心得として、お伝えすることがあります。

マインドフルネスは、心身への良好な影響が科学的に検証されたおかげで、シリコンバレーでも広まりました。しかし、**その実践にあたっては、けっして結果を追い求めるのではなく、実践そのものに専心していきます**。結果についての意識はいったん手放し、実践をやりながら、面白がったり楽しんだりしていきましょう。

座禅も含めて、瞑想というものには数百数千種類とあります。目的ややり方、意義や効果など、それぞれのやり方をもっています。「マインドフルネスを始めたいんだけど、いったい何をどうすればいいの?」と迷われる方が多くおられるのも当然です。そこで、レッスン4では、基本のマインドフルネス瞑想のやり方と、それを継続していくための秘訣をお伝えしていきます。瞑想のやり方の解説は、皆様に読んでいただきながら、同時に瞑想をしている状態になれるよう、意図しています。

レッスン4でご紹介する基本の実践法は、以下の三つです。

実践① 一呼吸だけのマインドフルネス瞑想
実践② 基本のマインドフルネス瞑想（注意力のトレーニング）
実践③ ボディ・スキャン

瞑想、といってもご心配なく。そもそも「瞑想」と訳されている元の言葉は、原始仏教で使われていた言語パーリ語で「バーヴァナ」（バナナではありません、笑）。はぐくむ、開発する、という意味で、身体を鍛えるトレーニングのように、心を健全にするトレーニング法ということなのです。

その点でもマインドフルネス瞑想は、宗教や信念のボーダーを超えて、だれもができる「バーヴァナ＝瞑想」の本来の意味をそのまま踏襲したものと言ってもよいでしょう。

特徴は、呼吸を使った瞑想であるということです。自律神経がつかさどっている呼吸は、意思とは無関係の自動操縦状態ですから、その時の体調によって、いつも新しいことが起きています。呼吸は、生きている間は決して止まることがありません。それと同時に、意思を使って深くしたり浅くしたり、呼吸の長さを操作したり。随意と不随意の両方の性質を持つ、とてもユニークな生命活動なのです。

これがマインドフルネスの「今に集中する」という行為にとても合っています。呼吸に注意を向けることで、つねに新しいことが起きつづける今に集中できるのです。

実践① 一呼吸だけのマインドフルネス瞑想 〜オープンな集中で六連続体験

まずはマインドフルネス瞑想の最小単位となる、一呼吸からやっていきましょう。レッスン2でご紹介したように、シリコンバレーのオープンな土壌では、マインドフルネスも様々なアプローチが受け入れられています。そこで**よく教えられている六つ**

のパターンを連続経験することで、呼吸に対する感覚を磨いていきましょう。

その前に、集中には二つあります。偏った集中と、オープンな集中。つまり、今に集中しすぎているのか、それともリラックスしながら集中しているのか。**マインドフルネスが目指すのは、オープンな集中です。リラックスしながら集中すること。**

呼吸に集中するとき、意識の周辺にあるもの、たとえば、音や匂いなど周囲の情報が入ってくるのがいけないわけではありません。周りの状態を無理にブロックして集中しようとするのではなく、その情報が入ってきながらも呼吸に意識を向けるようにします。周辺視野を広げる一方で、一点をしっかり見続けるのです。

これからご紹介する六つのパターン。それぞれわずか一呼吸ですから、読みながら実際にやってみてください。そして、**かならず一呼吸だけでストップしてください。**

◆一呼吸だけの瞑想　パターン①

「今ここに集中し、かつリラックスしている状態」を意図する。その状態をキープして、次に起こってくる呼吸の始めの始めから、終わりの終わりまでていねいに感じていく。

さあ、やってみましょう。約十秒でできてしまうはずです。これでもう読者の皆様には、マインドフルネス瞑想を実践していただいたことになります。

深呼吸でなくてはならないか？　鼻呼吸と口呼吸のどちらが良いか？　など疑問が浮かんだかもしれません。マインドフルネスでは「正しい呼吸法」をすることが目的ではありません。正しい呼吸をしようとして、批判・判断で頭が忙しくなってしまうからです。「今・集中・リラックス」の三つのポイントさえ押さえていれば、自然にやってくる呼吸で良いのです。この状態だと、通常鼻呼吸ですが、状態によっては口呼吸になる人もいるでしょう。それでも問題ありません。

また、「次に起こってくる呼吸の始め」とは、吸う息の始めなのか？　吐く息の始めなのか？　という疑問が浮かんだかもしれません。これも、自分にとって自然であれば、どちらでもかまいません。実践者に聞いてみると、いったん息を吐き終わるのを待って、吸う息の始めから観察する、という人のほうがやや多かったですが、あなたにとってはどうでしょうか？

それでは、もう少し遊んで？　探求して？　みましょう。楽しみながらやってみてください。

◆一呼吸だけの瞑想　パターン②

「今ここに集中し、かつリラックスしている状態」で、鼻腔のあたり（口呼吸をしている場合は口のまわり）で次に起こってくる呼吸の始めの始めから、終わりの終わりまで、ていねいに感じていく。

さあ、やってみましょう。①と比べて何か違いはありましたか。呼吸のしやすさ、好き嫌いなど微妙に違う？　それとも同じだったでしょうか。

◆一呼吸だけの瞑想　パターン③

「今ここに集中し、かつリラックスしている状態」で、胸のあたりで今起こってくる呼吸の始めの始めから、終わりの終わりまでていねいに感じていく。

さあ、やってみましょう。①②と比べて、何か違いはありましたか。呼吸のしやすさ、好き嫌いなど微妙に違う？　それとも同じだったでしょうか。それではあともう三パターンです。この辺りで、もし飽きてきた、と感じたら、それにも気づきつつ、次に進みましょう。

◆一呼吸だけの瞑想　パターン④

「今ここに集中し、かつリラックスしている状態」で、腹（丹田）のあたりで次に起こってくる呼吸の始めの始めから、終わりの終わりまでていねいに感じていく。

さあ、やってみましょう。今度も①②③と比べて、何か違いはありましたか。呼吸のしやすさ、好き嫌いなど微妙に違う？　それとも同じだったでしょうか。

一呼吸の瞑想、今のところまでで、いかがだったでしょうか？　たった一呼吸を観察する、といっても、これ以外でもやり方はあまたあるのです。どれが良いか、正しいか、という正解はありませんし、今自分にとって集中しやすい、リラックスしやすいやり方というのがたまたまあっても、それが次は変わっていることもしょっちゅうです。「今、自分が自然にやれるやり方」に委ねましょう。そして、たった一呼吸でも、それぞれ微妙な違い、新しさがあることに気づくことができたら、とても素晴らしいです。

一呼吸の瞑想、五つ目のパターンは、レッスン2でご紹介した、「マインドフルネスは二つの翼を持つ鳥という、鳥のメタファーを使ったものです。一方の翼はクリアな注意力、もう一方はコンパッション（深い思いやり）で、空高くから現実を鳥瞰する」からヒントを得たやり方です。

◆一呼吸だけの瞑想　パターン⑤

次に起こる吸う息に注目して、吸いながらクリアな意識で身体全体が満たされるイメージをする。吐きながらコンパッションでさらに身体全体が満たされるのをイメージする。

さあ、やってみましょう。マインドフルネス瞑想では、特定のイメージというのはあまり使われませんが、この方法は、特に一呼吸だけ、あるいは一分だけ時間があるといった場合に、マインドフルな状態を想起しやすく、使いやすいものです。

最後の一呼吸の瞑想は、この上なくシンプルに。ティク・ナット・ハン師の、今やっていること、起こっていることに対する「気づき」を意識します。

◆一呼吸だけの瞑想　パターン⑥

息を吸いながら「私は息を吸っている」と気づき、息を吐きながら「私は息を吐いている」と気づく。

さあ、やってみましょう。⑥は、すんなり受け入れやすいと言う人と、「気づく」というのが難しい、と言う人に分かれます。どちらも、とても良い気づきです。後者の難しさを感じた人は、思考で呼吸を追いかけるのではなく、呼吸に伴う身体の感覚に注目して「ああ、息を吸っているな」「ああ、息を吐いているな」と感じるのはいかがでしょう。

実践② 基本のマインドフルネス瞑想 〜四つのステップ

一呼吸に注意を向けることに慣れてきたら、今度は基本のマインドフルネス瞑想です。**そのやり方とは「一呼吸の瞑想」を、「二回、三回、十回……三分、五分……」と繰り返すことです。**

「途中で雑念が浮かんでしまって、なんか面白くなくなる。これでいいのかどうかわからない、というか、うまくできていないと思う」というのは、初心者であれば、そしてかなりの時間を繰り返した後でも、ついて回る疑念です。

そこで、まず私がやり始めて間もない頃、そしてかなり長い間そうだったという、マインドフルネス瞑想の実況中継をお届けいたします。

辛かったマインドフルネス瞑想実況中継～始めたころの私の体験

はい、それではやるからには十分間はやらなくては。瞑想アプリで時間をセット。しっかり集中するぞ！　呼吸に注意を向けて、少なくとも十回は数えられるよね。一回、二回、ああ頭にじんじんする感覚が。昨日睡眠不足だったかな。書類の締め切りに間に合わせるのに、遅くまでかかったから。でも、おかげで部屋がちらかったままだなぁ（ちらかったリビングと台所の様子が視覚に浮かんで、気分がちょっと下がる）。

あっ、いけない！　もう一度、一から呼吸を数えなおさなきゃ。十回までは続けよう。一回、二回、三回、呼吸浅いなぁ。四回、五回、そうそう、呼吸と呼吸の間もしっかり観察する、って言われたよね。って、これも雑念？　えぇー、また一から数えなおし？

一回、二回……今度こそ続けよう。三回、うう、なんか緊張して息苦しい感じ。四回、（スマホが何かを受信する音）あっ、しまった！　（急いでスマホを飛行機モードに変更）○○さんからのＬＩＮＥだ。何だったんだろう。○○さん、最近悩み事があったみたいだけど、その相談かな……（しばらく、○○さんの悩んでいる様子など、いろいろな視覚的イメージが浮かぶ）。

いけない、いけない。気を取り直して。ふーっ、一回、二回、三回、四回、五回、六回、七回、おお！　いい感じだ！　身体が楽になってきたみたい。これが続くといいんだけど。ああ、これも雑念……またやり直し。がっかり。

一回、二回、三回、右の頬がかゆい。これも観察してみる、だな。きっとそのうちかゆくなくなるはず。四回、まだかゆい。五回、かゆいのが収まらない（手で右の頬を掻く）。

――しばらく、ぐるぐる続ける。

全然集中が続かない。これでいいんだろうか？　私って、瞑想下手なんじゃないか？　いろいろ考えすぎるタイプだし。はい、はい、これも雑念ね。また一回目からやり直し。ふーっ。一回、二回（「チーン」とタイマー終了の音が鳴る）、十分間、長かったー！。

さてこの十分間のマインドフルネス瞑想、本人はうまくいかなかったという印象が残っているようですが、失敗だったのでしょうか。心と脳のトレーニングにはならなかったのでしょうか。答えは、失敗ではありませんし、十分トレーニングになっています。しかし、これを継続していくには、あまりに大変で、そのうちいやになってやめてしまうかもしれません。なぜ失敗ではなく、トレーニングとしてよくできているか。そして、継続しやすくするには、をそれぞれご説明しましょう。

まず、十分間の気持ちがあちこちに行ってしまった瞑想が、なぜ失敗ではないか。それは、きちんとマインドフルネス瞑想の四つのステップを踏襲しているからです。

この本でご紹介するマインドフルネス瞑想のメリットの一つは、手順がしっかりとモデル化されていること。ここでご紹介する四つのステップは、ジョン・カバット・ジン博士らの学術的リサーチによって確認された実践法です。次の四つのステップの繰り返しです。

ステップ1　呼吸に注意を向ける（107ページA）

始まりは、呼吸に注意を向けることです。詳しくは先ほどの「一呼吸だけの瞑想パターン①」（125ページ）のところでご確認ください。またどの一呼吸の観察の仕方にするか、はあまりこだわらず、集中しやすいやり方で結構です。頭のなかで「こういう呼吸をしよう」とイメージしながら行う必要はありません。今自然に起こってくる呼吸に委ねましょう。

ステップ2　呼吸から注意がそれる（106ページB）

呼吸に注意を向けるのですが、そのときに注意がそれてもいいのです。いわゆる雑念が湧いてくる状態です。マインドフルネス瞑想では、誰でも注意はそれるものと考えます。だから、注意がそれないようにするのではなく、当然のこととして扱うのです。

雑念という言葉自体にネガティブな響きがありますが、マインドフルネスは、これを起こさないようにすることが目的ではありません。

雑念は、心の筋トレの〝ダンベル〟です。ダンベルで筋肉に負荷がかかるからこそ、筋力アップにつながります。瞑想をしているときに雑念が生まれるからこそ、それに気づいて、雑念からそっと意識をはずして、元の呼吸に意識を戻す。雑念は起こるもの。これがあるから、鍛えることができるのです。

ステップ3　呼吸から注意がそれたことに気づく（106ページC）

これはメタ認知と呼ばれています。自分自身の注意がそれていることに、はっと気づくこと。自分自身をどこか高いところから見つめるような感覚です。

脳の皮質を強化する現象につながると考えられるのは、ステップ2「注意がそれる」からステップ3「注意がそれたことに気づく」というプロセスです。認知力とメタ認知力の両方を強化することが、マインドフルネス瞑想の最大の効果と言えるのです。注意がそれたことに気づいたら、「しまった！」ではなく、「よかった、気づけた！」と喜びましょう。

ステップ4　呼吸に注意を取り戻す（107ページD）

それた注意を元の呼吸に戻すということ。このとき、ついつい浮かんだ思考や感情から注意を戻すのが難しい、という場合は、そっと口から息を吐き出して浮かんだ思考や感情が、吐く息とともに自分の身体を去っていく、というイメージを使ってもよいでしょう。そして再びステップ１につながります。

この四つのステップが、マインドフルネス瞑想です。

すなわち、先に実況中継した十分間のあちこちに気持ちが行ってしまった瞑想は、まさにこの四つのステップをちゃんと踏んでいることになるのです。よくできました！　ちゃんとトレーニングになっています。

しかし、これを毎日続けるのは確かにつらい。しかし、短時間でもトレーニングを続けなければ、筋力はつかないのと同じで、マインドフルな心の使い方もなかなか習慣化しにくいものです。習慣化できれば、集中力、人間関係の向上といった素晴らしい心身への効果を得られます。お寺の修行僧のように苦行を乗り越えることも素晴らしいのですが、私たちビジネスピープルにとってのマインドフルネス実践は、苦行ではなく、楽しい筋トレ感覚がポイントです。

ＹｏｕＴｕｂｅでも、マインドフルネス瞑想を公開しています。「10分間マインドフルネス」で検索して、実践にお役立て下さい。

習慣化の秘訣は「脳の報酬系」

シンプルで、人生が変わる可能性さえもたらしてくれるマインドフルネス。その基本のトレーニング法であるマインドフルネス瞑想はシンプルですが、始めは「できていないのでは」「また気がそれた」と焦りや苛立《いらだ》ちを感じることもあります。それを、どうやったら継続し、習慣化できるようになるのでしょうか？　意志の力？　根性？

いいえ、それは違います。習慣化には、脳の報酬系という仕組みが大きく関係しています。マインドフルネスを習慣化するために、脳の報酬系の仕組み（心地よい、目新しい、上達しているかも、褒められる・つながれる）を上手に利用しましょう。報酬系の特徴に合致した行いや考え方では、瞑想を含め、様々な行為が習慣化しやすくなります。

心地よい：マインドフルネス瞑想そのものが楽しい、心地よい

当然ですが、脳は不快よりも快を繰り返したがります。まず何分であっても、自分をケアするための大切な時間を確保できたことに、誇りと喜びを感じてください。忙しい日々で、これは当たり前にできることではありません。誰よりも大切な自分自身を人まかせにせずに大切に扱う。そんな自己責任を果たす時間を取っていること自体、素晴らしいことです。とはいえ、先の例のように「十分間がんばらなければ」と決めてしまって、我慢大会のようです。始めは、比較的楽にできる三分ないし五分から始めることをおすすめします。

そして瞑想中、様々な気づきが楽しく感じられる瞬間や、心が静まって心地よい瞬間も折々現れてきます。そのことに正直に喜びましょう。

また、注意が呼吸からそれたことに気づく「ステップ3」の瞬間は、まさに脳が鍛えられている瞬間です。そのとき「しまった！」「ダメだ！」ではなく、「よく気づいた！」「これでまた前進！」と自分自身に声をかけましょう。

一瞬の「無意識的な自己批判」は、ボディブローのように痛みになって、いやになってしまいます。かつての私は、自己批判している自分をさらに、「批判はダメ！」とダメ出し、批判のループに入ることもしょっちゅうでした。「ダメだ！」「しまった！」という無意識的な声に気づけたこと自体、とてもマインドフルなこと。それ自体を批判せず、「おお、やるな私！」と思ってよいのです。

目新しい：BEGIN AGAIN〜また始める

たとえば赤ちゃんが「歩き」を学習している風景を、見たことがあるでしょうか？何回も、何回も転んだり、尻もちをついては、そのたびに転んだことを忘れたかのように、また立ち上がって、また始めるのです。実際、転んだことを忘れて、「今また踏み出すこの一歩」だけを、感じているのかもしれません。

マインドフルネスを実践しているテニスのジョコビッチ選手をはじめ、多くの優れたアスリートは、「ついさっきやってしまった失敗を忘れ、今またこの一打にBEGIN AGAINしている」ことが共通の成功の秘訣と言えます。

マインドフルネスの瞑想も同じ。注意がそれたら、また次の呼吸から始めればいいのです。そして、また次の呼吸から始める。そしてまた……同じく、しばらく瞑想を離れることがあったとしても、BEGIN AGAINでよいのです。

NEVER GIVE UPだと、私にとっては我慢をし続けるイメージです。それより少し軽やかに、私自身が自分に言い聞かせて響くのもBEGIN AGAIN

「また始める」です。

上達しているかも：毎回瞑想の後、振り返りの時間を設ける

瞑想が終わったら、短い振り返りの時間を持ちます。これまでの瞑想と何が違うか？　どんな気づきがあったか？　そしてその気づきは、以前と変化はあるか？　など振り返ることで、たまに「私って上達しているかも？」と、ぽっと灯がともったように感じられるときがあります。また、気が散るという状態が続いたときも、そんな自分に対する思いやりの姿勢が深まっている、など、自分なりのマイルストーンを感じられると、継続のモチベーションとなります。

褒められる・つながる：時おり、同じ興味を持つ人とグループでやってみる

報酬系の好むもう一つの要素は、つながりと褒められること。褒められたり、共感が得られると、もっとこれをやるといいんだと、よりインパクトをもって学習するのです。マインドフルネスの実践会や勉強会に時おり参加することで、他の人たちも実は疑問を持ちながらも続けていることがわかって共感したり、ともに瞑想をして、一

緒に場の静けさや、参加者の誠実な実践ぶりにつながりを感じると、ああ、この感覚は心地よい、もっとやろうと継続のモチベーションとなるのです。

私が仲間と主宰する一般社団法人マインドフルリーダーシップインスティテュート（MiLI）では、定期的にセミナーを開催しています。異業種の仲間と楽しく学習することで、習慣を継続する脳の報酬系につながることも意図しています。これに参加することで、いつもとは違う場所でマインドフルネス瞑想に取り組むことができます。さらにメルマガやブログで、マインドフルネス瞑想の効果についての科学的な情報を発信しますから、継続することが自分にとってプラスになると感じることができます。そしてセミナーなどに参加すると、同じような目的を持った仲間と出会えます。皆様の習慣化やモチベーションアップに利用していただければ幸いです。

●一般社団法人マインドフルリーダーシップインスティテュート

http://mindful-leadership.jp

それでは、今度はマインドフルネス瞑想が定着、習慣化したときの実況中継をご紹介しましょう。ステップ自体はシンプルなのですが、実践中、姿勢・態度のニュアンスが重要です。ご一緒にマインドフルネス瞑想をリハーサルするつもりで、体験しながらお読みください。

習慣となったマインドフルネス瞑想実況中継

1. 意図を確認

・始める前に、今日の瞑想は何を心がけようかと、ほんの短い時間で自分に問いかけます。「クリアに認識すること」「自分へのコンパッション（深い思いやり）」「感情を見つめる」「呼吸を味わう」など、直感的に思い浮かぶことを大切にしていきます。今日は、「クリアに認識すること」を意図します。

2. 場所・姿勢など準備

・瞑想の場所・時間、姿勢は大体決まっているので、スムーズに開始。自分にとって安心で、心地よさを感じる場所・時間・姿勢で、どこでも、何時でも。イス・床に座っても、横たわってもOKです。

・これからまた、自分をケアするための時間が取れたことに、ほんのり喜びを感じながら、そして今日の瞑想がどんなものになるか、好奇心をもって、タイマーをセットし、姿勢を取ります。

3. 身体に注意を向けて整える

・まずはていねいに身体の状態を整えていきます。注意力を高めるウォームアップにもなりますし、長い時間でも我慢大会にならず、楽に行うために。
・頭のてっぺんから、集中できて、かつリラックスしている状態を、ささっとチェックしていきます。頭皮やこめかみを楽にして。
・目は呼吸を観察しやすいよう閉じるか、自然な伏目がちにし、目で軽く微笑んでいる感じ。
・口元は少し微笑んで、口の中の空間は、歯茎もゆったり。
・頭は首の上に楽に乗っている状態。
・両肩の内側から緊張がゆるんで、スーッと腕先、手のひらまで力を抜きます。
・手の位置も、集中できかつリラックスできるよう確認します。

・背骨が重力に対して一番無理のないよう、バランスをとることをイメージしてみます。
・骨盤を立てると呼吸が楽になり、バランスもとりやすくなります。
・膝の角度や足の位置は安定感をもたらす、楽な状態になるよう確認します。

4.呼吸に注意を向ける（「マインドフルネス瞑想、四つのステップ」を繰り返す）

・鼻腔、胸、腹、身体全体、いずれの場所でも、今呼吸が最も生き生きと感じられるところに注意を向けます。
・まず一呼吸を始まりの始まりから、終わりの終わりまでそっと見届けるように感じていきます。一呼吸を始まりから、終わりまでそっと感じていきます。呼吸に何が起こっているかを心の中で解説することもなく、ただ鼻のあたりの感覚を前面に、胸の空間やお腹も動いている様子を背面に体感していきます（しばらく続ける）。
・外でトラックが通り過ぎる音が聞こえてきます。聞こえなくなりました。注意をまた呼吸に戻します。前と違って、呼吸を追いかけるのに努力を要するのを感じます。「閉じた集中」になっているようだなと気づいて、「BEGIN AGAIN（また始める）」をすっと思い出し、息を吐き出し、身体と気持ちをくつろがせていきます。

・次の呼吸を、ただただ体感していきます。そしてまた次の呼吸も、始まりの始まりから、終わりの終わりまで、鼻腔を中心に感じていきます。心の中で解説することもなく、ただ呼吸とともにあるので、静けさと同時に、力強い感覚もどこかで感じられ、好奇心が広がります（しばらく続ける）。

・今書いている原稿で、良いアイデアがふと湧きます。PCに向かって、その部分を打ち直している自分が視覚的に思い浮かびます。そのアイデアを「言葉で認識」できたら、また「BEGIN AGAIN（また始める）」で息を吐き出して、くつろぎを心身にもたらします。

・次の吸う息でまた、静かな感覚でクリアに呼吸を体感していきます（※大切なアイデアは、このように言語化し確認できたら、後で必ず思い出せるとわかっているので、手放して呼吸に注意を戻すことができるようになっています。近くにメモを置いて、メモ書きして、また呼吸に集中するというのも良いと思います）。

・またしばらく、一回一回の呼吸をくつろぎながら体感していきます。注意は何度もそれますが、その度に気づいては戻すを繰り返します。

・骨盤が立った状態から少し緩んで、上半身が少しだけ前かがみになっていることに気づきます。しばらくぼんやりしていたようです。呼吸の質が少しこれまでと変わって浅い感じで、注意力も少しぼんやりしていたことに気づきます。

・骨盤をゆっくり立てると、自然に上半身がすっと上に伸び、呼吸が楽になります。自然に息を吸うと、意識がクリアになった感覚が身体全体に広がり、控えめな喜びが広がります（しばらく続ける）。

・終了のタイマーのベルが鳴ります。

5. 最後に三回深呼吸

・今日もこの時間を持てたことに満足感を感じながら、三回深呼吸をします。

・ゆっくり目を開けていきます。

6. 振り返り

・今日の瞑想の意図と実践を振り返ります。「クリアに認識すること」が、今日の意図でした。トラックの音、原稿のアイデアが浮かんだこと、呼吸の質も感じられたこと、あの静けさの中の力強さはなんだったのだろう、など思い出し、今日一日引き続いてクリアな認識を取り戻し続けようと確認して。
・ゆっくりと立ち上がり、必要であればストレッチします。

このレッスンの始めに、結果を追い求めることと、**結果を出すためのプロセスに専心することは、まったく別な意識状態である**、とお伝えしました。一息一息、「今・ここ」の状態にクリアな意識で向かい合い続ける、注意がそれたら、批判・判断なく、気づいたことを受け入れて、また「今・ここ」の状態にクリアな意識を向ける。力んで偏った集中になりがちな状態から、リラックスしてオープンな集中に移行できるようになる。こういったことは、繰り返し試行錯誤することによってのみ実感をともない、面白さが感じられるようになります。

実践③ ボディ・スキャン〜身体を観察する方法

マインドフルネス瞑想は、呼吸を使った瞑想だと最初にお伝えしましたが、「呼吸を身体に置き換えて、身体を観察するやり方」もあります。こちらの方がやりやすいという人もいます。また、基本のマインドフルネス瞑想と組み合わせて、週一〜二回のペースで「ボディ・スキャン」も取り入れてみてもよいでしょう。

ここでは、マインドフルネスを広め、『マインドフルネスストレス低減法』（北大路書房）の著者でもあるジョン・カバット・ジン博士が考案した「ボディ・スキャン」と呼ばれる瞑想法の簡易版として手軽に実行できる「クイック・ボディ・スキャン」を紹介します。

これは、自分の身体に注意を向けて、そこで起きていることを観察するワークです。かける時間は、二、三分から十五分くらい。

それでは始めましょう。

クイック・ボディ・スキャンの手順

step 1
イスに少し浅めに腰かけて「集中・リラックス・呼吸」がしやすい姿勢をとる。

step 2
軽く目を閉じ、少しの間、呼吸に注意を向けて、自分の頭と心を整える。

step 3
頭頂部から頭の表面に注意を向けていく。髪の毛が空気に触れる感覚、頭皮や毛根部の感覚などを自由に観察する。

step 4
顔からノドや首に注意を向けていく。顔に触れる空気、まぶたの動き、頭を支えている首の感触など、思うままに観察する。

step 5
肩甲骨、背中に注意を向けて観察する。肩のコリや痛みに気づくこともあるかもしれない。呼吸とともに動いている肩や背中の感触を味わえることもある。

step 6
胸に注意を向けて観察しながら、もし何か情動が湧き起こってきたら、それも観察する。

step 7
腹部に注意を向け、もし可能であれば内臓にも注意を向ける。ここでも何か情動が湧き起こってきたら、それも観察する

step 8
最後に、自分のペースで呼吸を数回繰り返し、それを終えたら、ゆっくりと目を開けて、今いる部屋に意識を戻す。

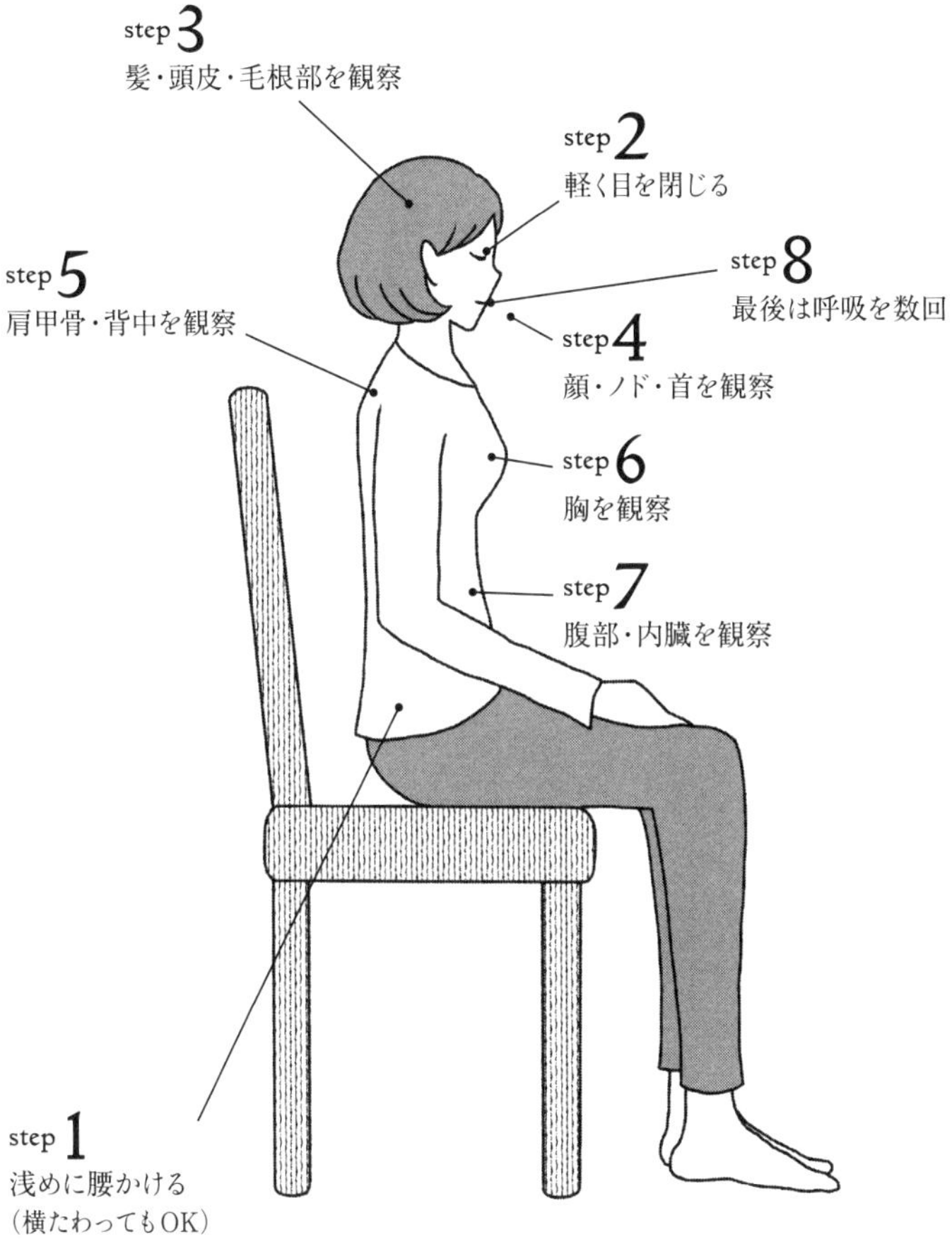
step 3
髪・頭皮・毛根部を観察
step 2
軽く目を閉じる
step 8
最後は呼吸を数回
step 5
肩甲骨・背中を観察
step 4
顔・ノド・首を観察
step 6
胸を観察
step 7
腹部・内臓を観察
step 1
浅めに腰かける
(横たわってもOK)

留意点は、基本のマインドフルネス瞑想と同じです。ふだん、頭・思考を使ってばかりで、身体の感覚とつながることのあまりない私たちにとって、このボディ・スキャンは、感覚や気づきの力を高める優れたトレーニングとなります。

Youtube
「10分間ボディスキャン」
で公開中

マインドフルネス瞑想　素朴な疑問Q&A

次に、マインドフルネス瞑想で、よくいただく質問にお答えします。

Q. 座り方はあぐら？

A. 呼吸がしやすく、自分がリラックスしやすい方法が一番です。いろいろ試した結果、あぐらにいきつく人が多いのは、リラックスしているのに重心が安定しやすいからでしょう。しかし、様々な座り方や立ち方でも、その状態は得られますので、必ずしもあぐらである必要はありません。

イスに座ってもいいですし、あるいは寝たままでも問題ありません。呼吸がしやすくリラックスした状態が作れるのであれば、立ったまま、吊り革につかまったままでもできます。

Q 背筋はピンと伸ばしたほうがいいですか？

A 伸ばそうと意識する必要はないのですが、たとえば「ピンと伸ばしたほうが気持ちよく呼吸ができる」とか「背筋をまっすぐにしたほうが、重力に抵抗なく長い時間やっていても身体に負担がかからない」と気づいたとしたら、それこそがマインドフルネスです。自分でいろいろな心と身体の姿勢も併せ見ながら、呼吸の状態を観察することがマインドフルな行為ですから。

Q 目は開く？ 閉じる？

A 呼吸に注意を向けやすくするために、目はどうするのが一番やりやすいか、自然に任せましょう。こうしなくてはいけない、という形はありません。

人の多い場所で行うときは、絶対に目を閉じたほうが良いということもありません。目を開いていると、人の顔、広告の写真や文字、景色などあらゆる情報が入ってきますが、それがいけないわけでもないのです。

最初は、目から入ってくる情報が多くて気が散るように感じますが、リラックスした集中に入ると、自然に気にならなくなるものです。こうした情報が、だんだん注意の〝背景〟になっていくのです。

目を開けたまま座禅を行うある宗派は、慈悲の眼差しを半眼、あるいは慈眼と呼んでいます。これは内省しながら、周りも見るということ。それは可能なのです。

マインドフルネス瞑想では、状況に合わせながらいろいろなやり方を試してみてください。

Q. 息をするのは、鼻？　口？

A. 一般的に、リラックスして呼吸を行おうとすると鼻呼吸になりますが、人によってはやりづらく感じる場合もあるので、その時の自分のコンディションで、一番自然な楽なやり方で大丈夫です。

Q. 呼吸の始まりは、吸う？　吐く？

A. これも最終的にリラックスできて集中するためには何が一番心地よいかという視点で考えましょう。吸うことから始めても、吐くことから始めてもかまいません。

Q. マインドフルネス瞑想を行う時間帯はいつがいいですか？

A. 一日のうち取り組む時間帯は、人によって違います。自分自身が続けてやりやすい時間帯、効果的な時間帯がベストです。

朝起きてすぐに行って一日のスタートにする人もいれば、朝起きてすぐは、呼吸が浅くてやりづらいと感じる人もいます。私は、始めの頃は、朝食を終えて仕事を始める前に行っていましたが、試行錯誤の結果起きてすぐ行うようになりました。夜明け前の暗さ・静けさの中で行うことに安らぎを感じ、定着しています。でも様々な理由で、続けやすいのがランチタイムでも寝る前であっても、それもまったく問題ありません。それぞれが試行錯誤しながら、自分にとってやりやすい時間を見つけていくことが大切なのです。

Q. 最低でも何分間続けるといいですか？

A. 自分が続けやすい時間でかまいません。三分でも五分でも。最低三十分は続けよう、というように時間で自分を縛らないようにしてください。私の場合は、始めたばかりの頃は、ずっと十分くらいでしたが、それもちょっと無理をしていたと思います。たとえば無理せず五分にして、心地よいと思うくらいでストップし、そこから徐々に延ばしていくのもよいと思います。

Q. 行う場所は、毎回同じがいいですか？

A. 継続しやすいのは、やはり決まった場所があることですが、これも始めは、決めても決めなくてもかまいません。いろいろ試すとよいと思います。ベッドの上、自宅のソファ、朝の通勤電車、あるいは大切な会議の前に、早めに会議室で、という人もいますし、出張中の新幹線や飛行機がいいという人もいます。

Q. 部屋を暗くしたり、お香を焚いたりするとより効果的？

A. ろうそくに火をつける、タイマーをセットする、部屋を暗くする、など決まった形式的な行為を続けると、条件付けとなって習慣化しやすい、ということがあります。ろうそくに火をつける、イコール瞑想を始める、という条件付けは多くの人がやっているようです。また継続するうえで、自分にとって本当に心地よい空間になるのなら良いでしょう。ただし、お香を焚かないとできない、暗くしないとダメだ、となってしまうと、少し窮屈な気がします。

Q. 音楽は、必要ですか？

A. マインドフルネス瞑想は、呼吸や内面に起こっている感覚に注意を向けるトレーニングです。そのため、音楽は必要ありません。好きな音楽を聴いて心と身体を休めることは、心身にとって良いことでしょうが、マインドフルネス瞑想とは違います。しかし、自転車の補助輪的に、マインドフルネス瞑想のガイド音声に従って実践してみる、というのは新たな気づきにつながることもあり時折試すこともおすすめします。

Q. 瞑想を続けると、本当に無の状態になれますか？

A. 何千、何万時間と瞑想をしているチベット仏教僧たちであっても、継続して無になることはないと言います。逆に初心者でも無になれたように感じる人もいます。それは雲間に陽がさすときのようなものかもしれません。また、無の状態を目指すことは、「今・ここ」に起こっていることそのものを受け入れづらくして、逆に瞑想実践の大きな妨げになります。

Lesson 4 振り返り

それぞれ数分でできますので、Lesson5に進む前に、ぜひチェックしてみてください。

1 「一呼吸だけの瞑想」①～⑥(125～130ページ)を、オープンな集中で再度やってみましょう。

2 「基本のマインドフルネス瞑想」(131ページ)を、数分間その場でやってみましょう。短い間でも、何分でも構いません。10分間できそうであれば、こちらのビデオを使うこともできます。

YouTube.com「10分間マインドフルネス」公開中 →

3 一日のうち、ときどきほんの数秒立ち止まって、「今・ここ」に注意を戻してみましょう。

4 Lesson4全体を振り返り、このレッスンを自分なりに時間を取って学んだことを認めてあげましょう。Good Job ‼

Lesson 5

実践 マインドフルライフ

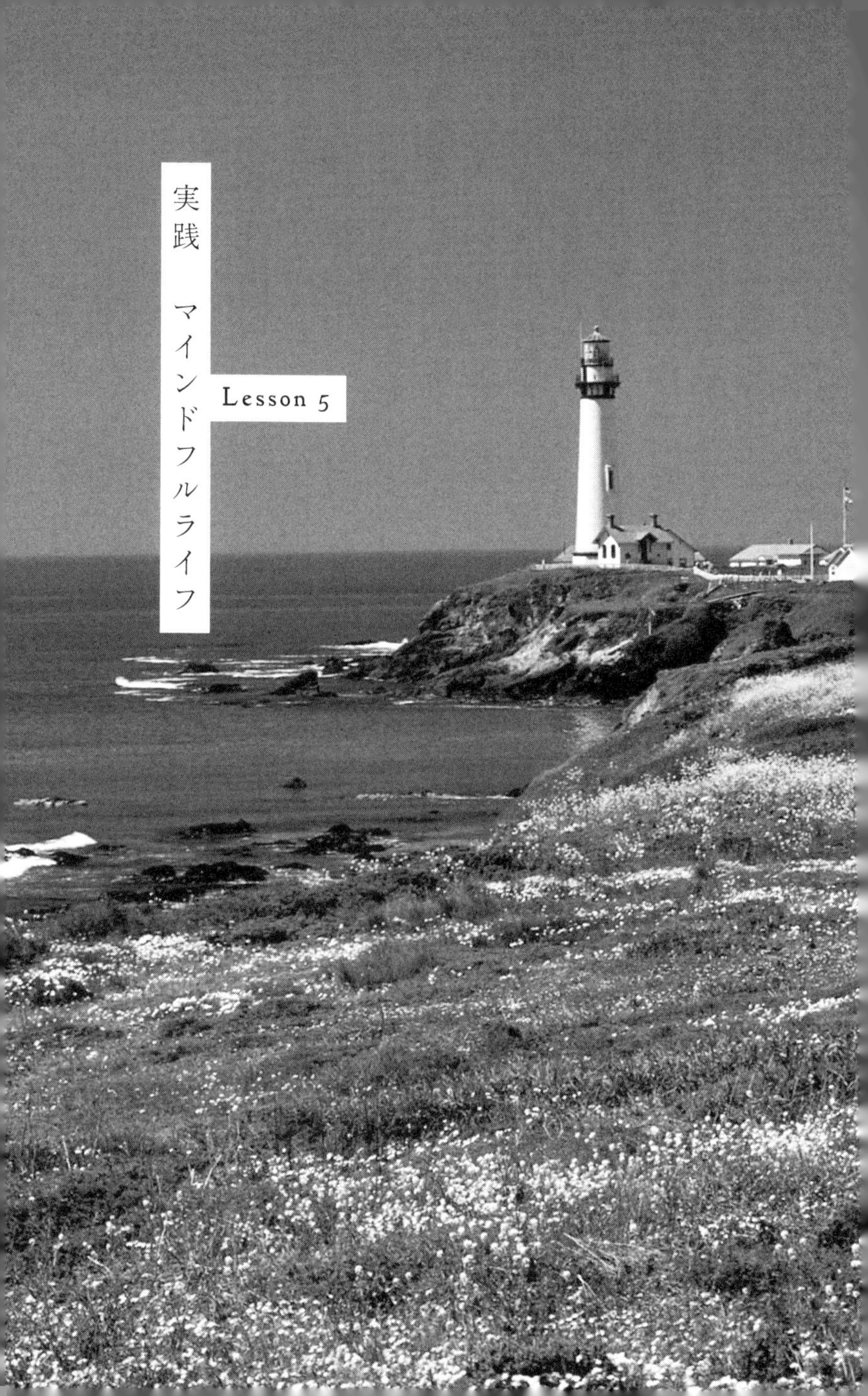

「当たり前」というフィルターを外す

オープンで自然も豊かなカリフォルニア。シリコンバレーと日本では環境が違いすぎる。「マインドフルライフ」なんて日本では無理――。と思われるかもしれません。

しかし、それも自動的にこれまでと同じ「なんでも当たり前」のフィルターで、「カリフォルニアと日本は違って当たり前」と思い込んでいる可能性はないでしょうか？

イギリスから初来日されたご夫婦を、東京でご案内していた際に、「東京はなんでもない道に、木や植物が植えられていて、緑が本当に多い。しかもどれも手入れがされていて、素晴らしい！」と何度も言うのです。公園でも何でもない、ビル群の谷間の道路を歩いているときに、です。

それを聞いた瞬間から、私の目にもあちこちにある豊かな緑の木々が飛び込んできて、東京の景色がこれまでと違って見えました。そして、この木々たちを大切に手入れしている人々や、水や陽の光がずっとここにはあったことに思いを馳せ、それまでの限られた視界・視点に初めて気づきました。

目の前にあることを、「当たり前」というフィルターを外して、クリアに見ることができれば、シリコンバレーに来ずとも、今の環境にいながら、新しいマインドフルライフが皆様の日々にも繰り広げられるのです。

朝起きてから夜寝るまでのマインドフルネス

一番大切なことは、一番大切なことを覚えていること

鈴木俊隆（アメリカで禅を広めた日本人禅僧）

先述したように、「**瞑想をしているときだけマインドフルで、それ以外ではどうでもよくなっているのなら意味がない**」と学術的マインドフルネスの父とも言える、マ

サチューセッツ大学医学部教授、ジョン・カバット・ジン博士は言っています。

マインドフルネス瞑想は、あくまでトレーニング。マインドフルライフはトレーニングだけでは実現しません。日常でマインドフルに過ごし、今に集中することで自分本来の力を発揮したり、自分や他人に対するコンパッション（深い思いやり）を行動に移していくことに意味があります。

しかも、マインドフルネス瞑想は難しいと感じる人も、日常でマインドフルな時間を取り入れていくことは、より簡単です。

最大のコツは、鈴木俊隆の言葉の通り、「一番大切なことは、一番大切なことを覚えていること」。つまり、**忙しい日常でも、立ち止まって「今・ここ」という「一番大切なポイントにクリアな注意を向けること」を思い出すことなのです。**

シンプルに言い換えると、息を吸うときは、「息を吸っている」と気づき、考えに浸っているときは、「考えに浸っている」と気づき、歩いているときは「歩いている」と気づき、食べるときは「食べている」と気づき、ストレスを感じたら「ストレスを感じている」と気づき、喜びを感じたら「喜びを感じている」と気づく……というふうに、時間を重ねていくことなのです。

マインドフルな目覚めの手順

朝、目覚めたときからすぐ、「急がなくちゃ！」と自動的に自分をせかすスイッチが入っていませんか？　さあ、立ち止まって今に注意を向けるスイッチに切り替えるチャンスです。

ギターなど楽器のチューニングをまずしてから演奏を始めるように、朝からマインドフルネスを実践することで、整った状態で一日を過ごしやすくなるはずです。演奏を始めてからチューニングすることも可能ですが、より簡単で効果的なのは、始めにチューニング、ですね。

私は毎朝起きたらすぐ瞑想を行い、まだ暗く静かな時間にただ何もせずいることを毎日楽しんでいますが、この習慣が定着するまで数年かかってしまいました。それに、チューニングの方法は必ずしも瞑想でなくてもかまわないのです。

朝の時間は、習慣的に「今日はこれをやって、あれをやって……」と前のめりに心

マインドフルな目覚めの手順

step 1

アラームが鳴ったら、寝床から身体を起こして立ち上がるまでの動作を、ゆっくり一つひとつ意識しながら行う。重力、腕に力を入れている感覚、頭がまだふらふらしているなど、感じていく。

step 2

「ああ、まだ疲れている。これから今日も大変だ」といった心配や、今日の計画など思考が浮かんできたら、それに気づいて、手放し、そっと今起き上がろうとしている身体の感覚に注意を戻す。

step 3

ベッドに座ってレッスン４の「一呼吸だけの瞑想」（①～⑥をお好みで）を何回か行って、落ち着いた心で一日の始めとする。

がセットされがちです。そこを意図的に、よりていねいな注意を今に向けやすくなるよう、朝一番から心を「今・ここ」にチューニングすることで、朝のわずか数分でも脳を鍛える時間にすることができます。

歯磨き、洗顔、朝食づくりや食事、ゴミ出しなども同様に、これまで自動的・当たり前にやっていたことを、新たな気持ちでクリアに認識するチャンスです。

新しい習慣を作るといっても、それまでやっていなかったことを新たに始め、それを習慣にするのは容易ではありません。でもマインドフルネストレーニングは、毎日行う生活習慣のなかに取り入れるので、ゼロから新しいことを始めるより、よほど簡単です。

朝の忙しい時間に数分加えるだけで、リラックスした気分で一日をスタートすることができます。その日の仕事の生産性もきっと上がるはずです。

通勤時間もマインドフルに

電車通勤なら、車内での時間も自分の時間として活用できます。スマホでニュースをチェックする人、英会話のリスニングに取り組む人、あるいはSNSやオンラインゲームに夢中の人など、それぞれの過ごし方があります。オフィスに到着する前に、脳に休息を与え、クリアな認識力を高めるマインドフルネストレーニングもおすすめです。

満員電車に揺られている自分を観察してみましょう。電車の揺れに身体はどう反応しているでしょうか。足裏、ふくらはぎ、膝、腰、肩、首、手とレッスン4で紹介した「クイック・ボディ・スキャン」の手順で実施してください。

瞑想も良いでしょう。始めるまでは、人の気配や雑音、吊り広告の内容などが気にかかって難しく感じるかもしれませんが、目を閉じて静かに呼吸に注意を向けて始めると、意外に気持ちが落ち着きます。瞑想ガイド音源や瞑想アプリを利用するのも良いでしょう。

自転車通勤や徒歩通勤では、自分自身の動きをていねいに観察することがマインドフルネストレーニングになります。

一歩一歩重力や呼吸を感じながら歩く、「マインドフル・ウォーキング」も、どこでもできて、心が落ち着く方法です。

マインドフル・ウォーキングの手順

step 1
立った状態で、数メートルほど前に歩いていけるだけのスペースを確保する。

step 2
ゆっくりと息を吸って、息を吐く。それに合わせて一歩だけ前に進む。太極拳のようなスローなテンポで、一呼吸につき一歩。どちらの足から始めてもOK。

step 3
呼吸とともに、歩くことに連動している身体の各部位についてもじっくり観察する。

- 上げている右足
- 微妙な身体のバランスの変化
- 地面に近づいていく右足
- 足の裏が地面をとらえはじめる感覚
- 重心の移動
- 連動して動く左足　など

step 4
ゆっくりと息を吸って、息を吐く。それに合わせて一歩だけ前に進む（ステップ2と同じ）。次の呼吸で、さらに一歩前に進む。

step 5
ステップ3に戻り、身体の動きをじっくり観察する。これを何歩か繰り返す。

信号待ちのマインドフルネスの手順

step 1 止まっている自分の身体に注意を向け、重力や路面に支えられている自分を感じる。

step 2 身体が呼吸を繰り返していることに気づき、そこに注意を向ける。

step 3 呼吸を感じながら、自分の五感を通して入ってくるものすべてを観察し、それに気づいたら手放す。雑念が湧いたら、それにも気づいて手放す。

step 4 ふたたび身体感覚と呼吸に注意を向ける。

また、信号待ちは、文字通り「立ち止まる時間」。短時間でマインドフルネストレーニングができるチャンスでもあります。

ステップ1からステップ4までありますが、立ち止まっている自分を意識し、呼吸を感じるだけでもかまいません。いつでもどこでもすぐにできるショートワークとしてぜひ活用してください。

オフィスでの実践法

出社時、仕事中やランチタイム、退社時など会社のあらゆる場面にも、気づいたらその場でマインドフルネスを実践できます。

たとえば出社時。上司や同僚、あるいは守衛さんへの挨拶をいつもよりていねいに行いましょう。相手をしっかり見て挨拶するだけでもマインドフルネストレーニングになります。エレベーターで上昇していく感覚に身を委ね、その動きと一体になるのもそうです。

仕事のスタートに向けて、自分自身のモチベーションを上手に高めましょう。そのためには、「今・ここ」に意識を置くことです。ビジネスピープルにとって仕事は、スポーツ選手の試合と同じと心得て本番に力を注ぎましょう。

マインドフルネス瞑想に定期的に取り組む人は、自分だけの場所を見つけておくと良いでしょう。屋上や中庭などお気に入りの空間や、机の上に小さな心休まるマスコットなどを置いて、デスクで「今・ここ」のあるがままの状態に注意を戻すリマインダーとして用いることもできます。

繰り返しになりますが、心が揺さぶられることがあれば、無理に落ち着かせようとするのではなく、今に気持ちを向けて静かにあることで、心のほうは自然に落ち着いてくる、ということを思い出してください。

シリコンバレーでは、社内に瞑想スペースを設ける企業も増えています。といっても、特別な場所を作るのではなく、既にある部屋を兼用している場合がほとんどで、それで十分なのです。

グーグル本社には、シリコンバレーで流行中のスタンディングデスクが並ぶオフィスのすぐ隣、ごく普通の十人くらい入れる会議室の隅にクッションが積み上げられており、瞑想ルームとして兼用しています。

素晴らしいのは、瞑想用の特別なスペースがなくても、社内でとてもアクセスの良い場所にある普通の会議室で行っていること。人が立ち寄りにくい場所にあるような使い道のない部屋を使っているわけではありません。社員は、仕事中でも心を落ち着けたくなれば、この会議室にさっと立ち寄り、部屋の隅に山積みになっているクッションなどを引っ張り出して、五分でも十分でも瞑想することができるのです。世界最先端のオフィスの日常に瞑想が組み込まれている光景を初めて見たときは、心から感動しました。

シリコンバレーには、マインドフルネス瞑想を取り入れる企業が多くあることはこれまでにお伝えしたとおりです。正式な瞑想スペースが設計されているセールスフォースのような会社もあります。日本でも、瞑想ルームのあるオフィスが誕生する日は近いのではないでしょうか。

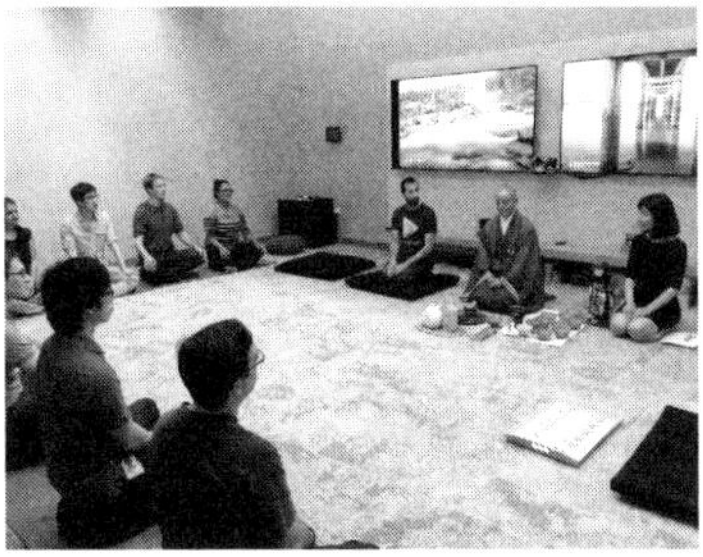

グーグル本社オフィス内で実施したマインドフルネス茶道体験。禅僧で仏教学博士の松原正樹さんと。

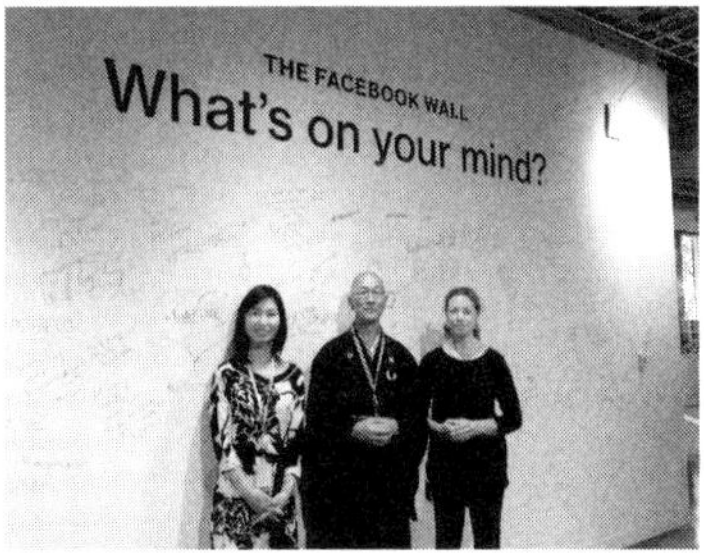

フェイスブック本社でおこなった禅僧・藤田一照老師の講演会は立ち見が出るほど大盛況。

ストレスからマインドフルに回復する手順

step 1

ストップして自分に注意を向ける

まずは手を止めて、立ち止まり、反射的に対応策を考えたり、なぜこうなったか理由を考えることをいったん保留する。今辛い気持ちになっていること、ストレスを感じていることに気づく。

step 2

自分の身体の感覚に気づく

ストレスが身体のどこで感じられるかに注意を向ける。(胸が締め付けられている、こめかみのあたりがキーンと固くなっている、など)その状態を変えようとせず、優しく共にある、というイメージで。

step 3

深呼吸で迷走神経にスイッチオン

今度は呼吸に注意を向け、ゆっくり数回深呼吸する。迷走神経が刺激され、自然にストレス反応がリラクセーションに転換していくのに委ねる。

step 4

今の本当の状況に目を覚ます

今、この場にあるのは何でしょうか?　ストレスの引き金となったことはもうすでに過去のこと。「BEGIN AGAIN」で仕切り直しをして、今やるべき大切なことに注意を向けて取り組む。

焦っている時こそ、敢えてゆっくり

仕事中、ついつい「もっと急がなきゃ！」「ああ、ヤバイ！」など心の中で言っている時が一日に何度かあるはずです。そんな時こそ、「一番大切なこと」を思い出して、心をクリアにするチャンスです。

すぐ反射的に何かしなくては、と身体と心が走り出す前に、まずはその場でやっていることを、敢えてゆっくりと行います。それだけで簡単にリセットできるので、ぜひお試しください。

たとえば、歩いているなら、マインドフルに一歩一歩をゆっくり感じながら。座っているなら、呼吸の始まりの始まりから終わりの終わりまで、何回かゆっくりと観察する。水やお茶があれば、ゆっくりと一口飲んで、液体が口を潤し、喉《のど》、お腹へ下りていく感覚をしっかりと感じる、など。

そのように、焦りからオープンな集中へと、モードを切り替えて、また「BEGIN AGAIN」、本当に大切なことに向き合っていきます。

一瞬一瞬新しい出会いと思うこと

通勤途中ですれ違う、おそらくその瞬間しか会わない人たち。会社や家庭で何度も何年も会っている人たち。全く知らない人たちと、よく知っている人たち。一緒にいて居心地のいい人たちと、そうではない人たち。

私たちは、他人に対して距離感や親密度の高低など、心理的なマッピングをして人間関係を定義したり、それに合わせた礼儀や仁義、行動をとっています。しかし、それは本当のリアルな相手の姿でしょうか。そのような固定化したマッピングでは、常に変化する人間同士を、柔軟につなげることは難しくなってしまいます。

いかに長年のつきあいがある相手でも、このマッピングは自動的な行動を引き起こす思い込みです。また、グローバル化が進む昨今、文化を超えた人間関係もどんどん生まれています。ステレオタイプで○○人はこう、○○大学を出ているからこう、というのも、相手に合致しない思い込みを生みがちです。

マインドフルに、「今・ここ」にある自分と相手がつながるにはどうすればよいか、と考えるとき、多様な文化、人種が、ハンディキャップではなく相乗効果を生む強みとなっている、シリコンバレーから学ぶことは多くあります。そこには二つの共通点があります。

一つ目は、フラットに相手に向き合うことです。つまり、人間・学歴・人種の上下があまりない、ということです。文化の差や、バックグラウンドの差があるからこそ、それを推察したり判断したりせず、とりあえず平たく平等に相手に対する。たとえば相手がどんなに目上でも、ファーストネームで呼び、「やあ、元気?」と普通に声をかけ合う。それはここでは決して失礼に当たりません。初対面の人に対しても、フラットな向き合い方は同じです。

二つ目は、相手のことをわかったつもりにならない、ということです。とにかくいろいろな人が幅広くいるから、ということもありますが、それは日本だって本当にいろいろな人がいる、とやや外国人目線になっている私はそう感じます。今向かい合っている、今のこの人に注意を注ぐこと、「プレゼンスをもって接する」と言うのですが、シリコンバレーでは、これこそが礼儀ある接し方、と考えられています。

つまり、よく知っている人でも知らない人でも、同じ人間として平等に、そして今のフレッシュな感覚と意識を注いで接する。これこそがマインドフルな相手とのつながりなのです。毎日会っている家族や同僚も、です。そうすると、「当たり前」というフィルターは薄まり、どんな相手でも、一瞬一瞬、新しい出会いがあります。

苦手だった相手、私を傷つけた相手も、勇気をもって今初めて出会った人のように、マインドフルに「今・ここ」にいる相手に戻し続けながら出会ってみるのは、ブレークスルーをもたらすことがあります。自分の背筋はしゃんとして、すがすがしさがそこに感じられるのです。そして、相手の心の傷や恐れも、垣間見ることができます。しかし、どうか無理せず、まずはほんのちょっと気まずい相手などでお試しください。

そして、大好きな人たち、仲間にも同じく、新たに出会ってみましょう。なんと素敵な、思いやりあふれる人なのか！　この表情はとても魅力的！　など、能天気にわくわくしている自分を発見するのではないでしょうか。

犬は人間ほど記憶力がなく、部屋から部屋へ移った瞬間、なんでここに来たのか忘れて、それでもまた機嫌よくその場でやりたいようにやっています。私はそんなおめでたい犬の行動に、自分がそっくりだと思います。

過去の記憶からくる、相手への思い込みや期待を忘れる、という選択ができるとき、出会いはより自由になり、興味深く楽しくなります。

自分自身のご機嫌に責任を持つ

一日を通して、あなたのご機嫌を管理する責任・役割そして特権は、他の誰でもない、あなた自身にある――当たり前のようで、実は忘れがちなことです。自己管理、というと堅苦しい感じですが、メンタルな部分での自己管理は、要は自分自身のご機嫌管理でもあるのです。

物事が期待通りに進まなかったとき、ネガティブなことが起こったとき、気分が落ち込んだあとのリカバリーは、自分自身にしかできません。このあたりの自己責任の感覚は、日本よりも個人主義が強いシリコンバレーから学ぶ点が多いと感じます。

「○○さんが、こうしてくれたらいいのに」「○○さんは、こうするべきなのに」、といつまでも引きずっていることは、心的エネルギーの無駄遣いです。それよりも、自分の状態とニーズを理解し、自分でケアしてあげることが、リカバリーへの道です。

仕事中、休憩中、気がついたら自分自身のご機嫌スコアをチェックしましょう。自分の機嫌を1（最悪）から5（とてもハッピー・感動）で表すのです。立ち止まって自分の状況を観察して、冷静に採点します。いま自分がどういう状況にあるのかを確認する作業を、マインドフルネスの実践法として取り入れるのです。

私はこんなに頑張っているのに、なぜ報われないのかとイライラしているとき、スコアが1か2だとしたら、立ち止まって、最も自分に優しく（それは心身の健康のためも含め）自分の機嫌をよくするにはどうすればいいのかを考えてみてください。ちょうど、あなたを深く理解する親友だったら、あなたにどう接してくれるかをイメージするように。

報われないと感じるのは、自分で自分をしっかり評価できていないからでは？　だから自分の評価を他人《ひと》まかせにして気にするのでは？　であれば、頑張っている自分をしっかり自分で認めてあげてください。

ご機嫌スコアチェックの手順

step 1

自分のご機嫌をチェックする、と意図して、手を止めて立ち止まる。

step 2

注意を自分に向け、直感的に、今の自分のご機嫌度について１（最悪）から５（とてもハッピー・感動）のスコアを決める。

step 3

そのスコアの原因を自分の頭ではなくハートや身体に問うてみる。感謝している。感動している。びっくりしている。がっかりしている。身体が疲れている。など。
ご機嫌アップを図る必要があれば、ステップ４へ。なければ、良い状態を自己認識する。

step 4

（ご機嫌アップを図る必要があれば）
自分の本当のニーズは何か。それに今応えられる小さな行動は何か、頭ではなくハートや身体に問うてみる。あなたをよく知る優しい親友だったら、なんと言うかイメージしてもよい。

step 5

ご機嫌アップのための小さな行動をとる。
たとえば、自分をきちんと認める。励ましの声をかける。相手に優しい気持ちを送る。マインドフルに歩く、呼吸する、お茶を飲むなど気分転換を図る。ストレッチをして身体と気分をほぐす。美しい風景や物を見る、など。

通勤中に、スマホを見ながら歩いている人にぶつかられて、スコアが4から1へ急下降。「あんなふうにぶつかられたら、そりゃカッとするよね。びっくりしたね」と自分の感情を認めてあげるのも良いでしょう。そして気持ちが少し落ち着いて、感情を手放せるようになったら、「さすが！　また前を向いてすがすがしく行こう」と自分に励ましの声をかけても良いでしょう。

一日のうちで、ご機嫌キープのための気分転換も、ぜひ。コーヒーを飲むのが好きな人なら、楽しんでコーヒーをしっかり味わう。ペットと遊ぶ、またはペットの写真を見る、という人もいるでしょう。外の空気を吸う、青空や木々の緑を見る、などちょっとしたことで、今の自分の機嫌がどうすればアガるのかを考えて実行します。何をするのが正解か、というよりも、こうやって自分にやさしく注意を向け、少しの時間でも取ってあげるということ自体も、ご機嫌アップにつながるのです。

スコアが5で快調！　という時もあるでしょう。これもご機嫌スコアをチェックすることで、より喜びが深まり、今の状態のありがたさが認識できるでしょう。

毎日ご機嫌スコアをチェックすることは、すなわち立ち止まり、自己認識するということ。自分の様子を見る頻度を上げて、少しのメンテナンスをするだけで、メンタルな自己管理はずっとやりやすくなります。マインドフルネスの実践の一部として継続すると、スコアが下がってもリカバリーがしやすくなっていきます。

帰宅後は書くマインドフルネス

仕事を終えた後は、自宅でほっと一息といきたいところですが、食事の支度、翌日の準備と慌ただしい時間を過ごす人も多いのではないでしょうか。連日残業続きで、帰宅してもなかなか緊張が解けないという人もいます。

そんな人におすすめしたいのが、書くマインドフルネス「ジャーナリング」です。誰かに見せるための文章ではありませんから、上手に書く必要もありません。思いつくままにペンを走らせ、心に浮かんだことをそのまま書き連ねてください。そこから自分に対する気づきを得て、理解を深めていくことが、ジャーナリングの目的です。

ジャーナリングの効果については、失業したサラリーマンを二つのグループに分け、五日間自分の気持ちを書き留めたグループと、ジャーナリングをしなかったグル

ジャーナリングの手順

step 1

紙とペンを用意する。

step 2

テーマを決めてできるだけたくさんの事柄を書き出す。書くことがなかったら、「書くことがない」と記入する。とにかく手を止めない。

step 3

ある一定期間、書き続ける（３分、５分、７分など）

テーマの例

日常のワークとして実行する場合

- 今日の仕事での気づきや学び
- 今日うれしかったことや感謝したこと
- 今日いちばん印象に残ったこと
- 今日チャレンジしたこと
- 今日思わず笑ったこと　など

セミナーなどで実行する場合〜できるだけくわしく描写する〜

- 私が自分の人生で達成してきたことは?
- また、達成したときに感じた気持ちは?
- 子どものときに夢中になっていた遊びは?
- また、そのときどんな気持ちだった?
- 人生のなかで、大きな幸せを感じたできごとは?
- 行ってみたい場所は?
- 食べたいものは?
- 欲しいものは?
- 自分が平和のためにできることは?
- 自分のことで、できれば変えたい、直したいところは?
- 宝くじに当たったら、何をする?
- 恐れや不安を感じさせるものは? 感じさせることは?　など

ープを比較したところ、八ヵ月後、ジャーナリングをしなかったグループの就職率が二七パーセントだったのに対して、ジャーナリングを行ったグループは六八パーセントという非常に高い結果を示した、という報告があります。

ジャーナリングでは、書くという行為を通じて、なんとなく感じていたことをより明確に意識できるようになります。目的意識が生まれたり、自身のなすべきことが具体的に見えてきたりするのです。

テーマの例は、右ページのリストを参考にしてください。ポジティブな切り口でテーマ設定すると、良い気分のまま眠りにつくことができます。

自分と向き合う定位置を持つ

瞑想が習慣化し始めると、だんだんとその時間が楽しみになってきたり、しばらくやらないと、かつてのようにストレスに巻き込まれがちになります。

そこまできたら、自宅に瞑想コーナーを作ってはどうでしょうか。心地よく自分に向き合える環境を整えるのです。

私は、自宅の部屋の角に小さな瞑想コーナーを作りました（次ページ）。置いてあるのは、小さな低いテーブルと瞑想用のクッションだけ。本当にシンプルな空間です。私は、毎朝だいたい六時に起きてすぐここで瞑想します。瞑想コーナーがあるおかげで、朝の流れがとてもスムーズになりました。静かな夜明け前の暗がりで、瞑想コーナーに来て座ることは、今では楽しみな時間となっています。

また場所と行為がつながって、瞑想コーナーに行くと、今何に注意が向いているか、というふうに自然に意識できます。レッスン3で説明したアンカリングが起きて、脳のなかで場所を記憶する神経細胞と瞑想を記憶する神経細胞がつながります。すると、その場所に来るとすぐにマインドフルネス瞑想をする、というスイッチが入ります。

ＳＩＹ研修プログラムを考案したチャディー・メン・タンさんの自宅にも瞑想ルームがあります。瞑想ルームと聞くと、何か特別な仕掛けがあるのかと思いますが、とてもシンプルで小さな部屋です。壁に掛け軸がかけてあり、観音様の像が置いてあるくらいでほかには何もありません。

瞑想コーナーも瞑想ルームも特別な設備が必要なわけではありません。たとえばダイニングテーブルの隅でもよいのです。瞑想は、いつでもどこででもできるものですが、決まった場所を作ることで、より速やかに瞑想に入っていけるようになります。瞑想の習慣化のためにもおすすめです。

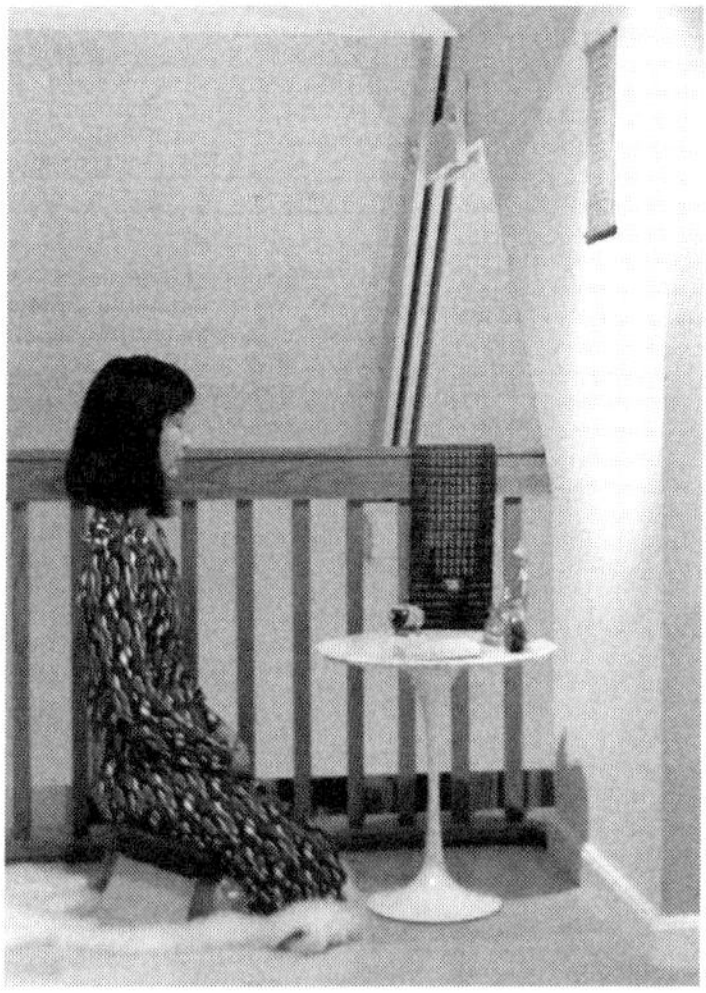

拙宅の瞑想スペース

休日はメール・ネット・仕事から離れる

シリコンバレーのビジネスピープルは、休息をとても大切にします。定期的に頭と身体をしっかり休めないと、仕事で高いパフォーマンスを発揮できない、ということもありますが、休日に家族や自分の休息のための時間も取らず、仕事ばかりしている人はもはや尊敬されない、というのが現状なのです。働きづめ、イコール、自己管理や優先順位づけができない、というシビアさも、心身の健康のためには必要かもしれません。

彼らは、自分のために仕事がある、自分が生活していくために仕事があると認識しています。どんなに追い込まれようとも、自分の存在が会社や仕事のためにあるとは考えません。グーグルのチーフ・エバンジェリスト（マーケティング最高責任者）で『リセット～Google流 最高の自分を引き出す5つの方法～』（あさ出版）の著者ゴーピ・カライルは、「会社が僕を所有してるわけじゃないからね。自分のスケジュールや個人的なミッションであるヨガは、どんなに忙しくても遠慮なく最優先だよ」と話してくれました。グーグルの社員でありながら、ヨガの指導者でもある彼は、世界中どこにいても、毎週欠かすことなく行った先でも月曜に一時間ヨガを教えています。

日本では、これまで自分の存在が会社や仕事のためにあるものだと考えがちでした。会社の業績を上げるために社員が切磋琢磨しながら働くという点では、健全ですが、気をつけたいのは、成果が上がらないと、会社や仕事に貢献できない自分はダメだという評価になりがちなことです。働きすぎや過労死が問題になる背景には、こうした考え方があるように思います。

しかし日本の会社も、少しずつ仕事の成果や自己管理に対して、個人の自律を促し、完全に仕事を離れて休暇に入ってよい状況を許すところが増えています。もし読者の皆様が、「いや、それは難しい」と感じるなら、数日間でも敢えて自分にチャレンジして、メール・ネット・仕事から離れることをおすすめします。そうやった結果、仕事が破綻《はたん》しなかった、と聞いてもがっかりしないでください（笑）。

自然の中で過ごす

休日の過ごし方として一番におすすめしたいのが、自然に触れることです。

自然の中にいると、楽に五感がオープンになっていきます。光、色、空気の感覚、聞こえてくる音、匂い。意識しなくても自然にいろいろな感覚に注意を向けられます。コンクリートではなく、土を踏みしめて一歩一歩あるくだけでも、脳は新しい感覚に目覚め、オープンな認知のスイッチが入るかのようです。

私は、この状態こそ人間の認知の初期設定・デフォルト状態ではないかと思います。自然の中にいることで、このデフォルトの状態をまさに「サティ（パーリ語のマインドフルネスのこと。思い出す、という意味もある）」しやすくなります。そのオープンな認知のデフォルト状態が、仕事や教育のために、思考や感情に意識を向けるやり方に上書きされ、もともとのオープンな認知を忘れがちになっていくのです。

シリコンバレーでも、週末は家族と自然の中にあるセカンドハウスで過ごしたり、

大自然のなかのマインドフルネスの手順

step 1	自分よりずっと大きな自然の中でただ身を任せる。
step 2	自然に湧いてくる五感に気づく。音、光、風、匂い、地面の感覚など一つひとつ、執着なく自然に浮かぶまま味わう。
step 3	自分の周りにある、大きな自然に思いを馳せる。自分の命を超えて存在してきた、そしてこれからも存在し続ける大きなシステムが、そこにある。
step 4	そこにある自然とつながっている自分、そのつながりを感じながらしばらくゆっくり歩く。

レッドウッドの原生林でハイキングをしたり、ビーチで散歩をする、という人がとても多いのです。特別なことではなく、ごく普通の家族サービスを兼ねた週末の過ごし方です。

休日には、ぜひ自然の中で過ごしましょう。日本の四季おりおりの自然は、本当に興味深く、美しさもひとしおです。

自然は人間よりもはるかに大きな存在です。海から吹いてくる湿り気のある風、澄んだ川の中でキラキラと光る小石、鳥のさえずり、木漏れ日など「今・ここ」にあるものをていねいに観察しましょう。

私の住むサンタクルーズのビーチで、立ち止まって、海から吹いてくる湿り気のある風を肌で受け止め、匂いをかぎ、波の音に耳をすませていると、自分は大きな自然の中の一粒に過ぎないと実感します。こんなとき、ぜひ呼吸にも注意を向けてみてください。いつもより吐く息が長かったり、吸い込んだ息が、身体の奥深くまで届いているように感じたりすることがあるかもしれません。

自然には、本来動物としての人間にある、生命力を思い出させてくれるものがたくさんあります。それを思い出す、サティ＝マインドフルネスです。

自分の人生を自分でリードする

本書で何度も登場したメンさんは、マインドフルネスの世界的リーダーとして知られ、創設した二つのＮＰＯを通じて、これまで八度もノーベル平和賞候補となっています。彼のことを、マインドフルネスによって人生を成功に導いた人と評価する人も多くいるようです。ところが実際に会ってみると、そういうイメージだけではないことに気づきます。

陽気でジョーク好きな一面もありますが、とてもシャイで、コンプレックスが強く後悔ばかりしている人でもあるのです。

世界の平和に貢献したいと真剣に考えている彼のもとには、世界中のあらゆるネガティブな情報が届きます。それらは深刻な人種対立や暴力、貧困、飢餓など、どれもすぐには解決できない問題ばかりです。どんなに才能豊かな人であったとしてもひとりで抱えきれるものではありません。

そんな彼は、多忙な現在でも毎日一時間前後のマインドフルネストレーニングを続けています。そうしないことには自身が直面する難しい課題に対処できないのです。

マインドフルネスは、何かに到達して、もうこれで終わりということではありません。困難は次々と降りかかってきます。すぐに解決できるものばかりではありませんから、それを抱えたまま、これまでとは違う視点や新しい発想を見出さなくてはならないのです。そこでマインドフルネスが役に立ちます。

マインドフルネスの実践を続けていると、目の前にある、仕事や家庭の課題だけではなく、次第に、社会やコミュニティへの貢献に興味を広げていく人が多いようです。より高いところから物事を客観的に見るようになり、「自分」という資源（リソース）を、仕事や家庭だけではなくもっと広い社会で役立てようとする意識が芽生えてくるからではないでしょうか。

そこには、主体的に自分の人生をリードするという姿勢から、個人として、ビジネスパーソンとして、コミュニティの一員として、それぞれ価値観を一致させていく、どの場面でも大切にしていることが一貫している、という特徴があります。

現在、私が理事を務めるマインドフルリーダーシップインスティテュート（MiLI）では、マインドフルネスを通じて、こうしたリーダーシップのあり方を変えていきたいと取り組んでいます。

リーダーシップとは、組織のトップに立つ人間にだけ備わるものではありません。**すべての人は、自分の人生に対してリーダーシップを発揮し、自分自身のモチベーションや集中力、あるいは、ご機嫌についても責任をもって取り組まなくてはならないのです。**

これからの社会では、仕事の変化のスピードがどんどん速くなっていきます。それに合わせて自分を変えていくようなやり方では、間に合わないしモチベーションも保

マインドフル・リーダーの行動

- 毎日30分以上何もしない、あるいは瞑想のための時間をとっている。
- 瞑想だけをマインドフルな時間とせず、仕事や人と関わるときなどにマインドフルな状態であることを大切にしている。
- １時間ごとのスマホのベルなどを利用して、「今・ここ」に意識を戻す。
- 年に一度は、休みを利用してデジタルデトックスや瞑想の実践を深めるリトリートに参加している。
- 週末家族サービスを兼ねた自然に触れる活動を行っている。
- おまけ：ジョーク、カラオケなどをとおして組織やチームに和み、ゆるみを作る努力を怠らない。

てません。生き生きと変化に対応するためには、今に集中し自分の価値とつながり続けられる、自律性がますます必要とされています。周囲に影響されて、自動的・反射的になってしまう私ではなく、自律・自立した「私」です。

一人ひとりが個人として自律できる「私」を確立すると、組織はあっという間に変化します。自己主張が強くなり、組織がギスギスするのではなく、自分は自分らしく振る舞っていいという安心感が生まれるのです。

とくに、トップやリーダーが優れた人、立派な人として振る舞うのではなく、正直で隠しごとをせず、自分らしく振る舞う組織はあっという間に変わります。**職場が安心安全な場所である、自分らしく振る舞っても誰も非難しないとわかれば、誰もがのびのびと働き始めます。**これからの社会で生産性が上がるのは、こうした組織です。

自分の人生を自分でリードする生き方のために、必要な行動例をリストにしました。どれも、これまで説明してきたものですが、あらためて確認しておきましょう。

マインドフルライフが豊かなのは、何気ない日常であっても、豊かな気づき、詩的な感覚を取り戻せるからです。続けていると、水道の蛇口から出てくる水の冷たさにハッとしたり、玄関を出た途端、春の息吹を感じたりすることが少しずつ増えてきます。自分が当たり前だと思っていたことに、あらためて新しい意識をもてるのです。

このレッスンで書いてきたことを実践してみると、マインドフルライフは、もしかしたら外から見たら大きな変化はない、これまでの日常かもしれません。しかし、一瞬一瞬を味わいながら積み上げた日々の、内的な、主観的な経験は、まったくこれまでとは違ってくるのです。

同じ場所にいても、これまでより鮮やかに景色や季節が感じられたり、同じ人と会っていても、その人により興味を感じたり、同じことをしていても、それをする意味が明確になってモチベーションが高まり成果も上がったり。

それは、今まで自動的に見過ごしたり、注意を向けなかった、かけがえのない気づきのチャンスが、今向き合っているこの一瞬、このこと、この人（自分も含めて）にあることに目覚めるからです。

最後に、私がとても好きなデビッド・ホワイトの詩を紹介します。

すべてはあなたを待っている
あなたの最大の過ちはあたかも自分が独りであるかのようにドラマを演じること。
人生が、こっそり犯した小さな違反に対して目撃者のいない、
エスカレートするずる賢い犯罪かのように。
見放されたと感じることは、あなたの周囲とのまじわりを否定すること。
もちろんあなたも、
時にはずらりと共に並ぶ壮大な群れを感じたこともあるだろう。
大いなる存在、合唱の声が、あなたの独唱の声をかき消したことも。
石鹼の受け皿があなたに力を与える様子、
窓の掛け金があなたに自由を許可する様子に気づかなくてはならない。
注意力は、慣れてしまうことに対する隠れた鍛錬。
階段はこれからやって来ることに対するあなたのメンターであり、
扉はずっとそこであなたを脅かし、あなたを誘い、

そして電話の小さなスピーカーは
聖なるものへの夢のはしご。
孤独の重さをそこに置いて、会話に楽に入っていこう。
やかんはあなたに飲み物を注ぎながらも歌い、
鍋たちも高飛車な尊大さを手放してやっとあなたに善良さを見出した。
この世の全ての鳥や生きとし生けるものは
言葉にできないほど自分そのもの。
すべてはあなたを待っている。

詩集『Everything is Waiting for You』(David Whyte／Many Rivers Pr; 1st edition)より引用　著者訳

Lesson 5 振り返り

それぞれ数分でできますので、本書を読み終わったら、ぜひチェックしてみてください。

1 マインドフルライフのために、日常でどのようなことを取り入れますか？ 2つ決めて、いつ行うかも書き出しましょう。

例）職場で、夕方帰宅時間が迫ってきたら「焦っている時こそ、敢えてゆっくり」をやってみる。一日の終わりに「ご機嫌スコアチェック」をしてみる。etc.……

2 あなたにとって、自分と向き合える定位置はどこですか？

3 この本を読み終えて、心に残ったこと、取り入れたいことを書き出してください（キーワードでも可）。

4 全体を振り返り、マインドフルライフのためのレッスンを自分なりに時間を取って学んだことを認めてあげましょう。Great Job !!

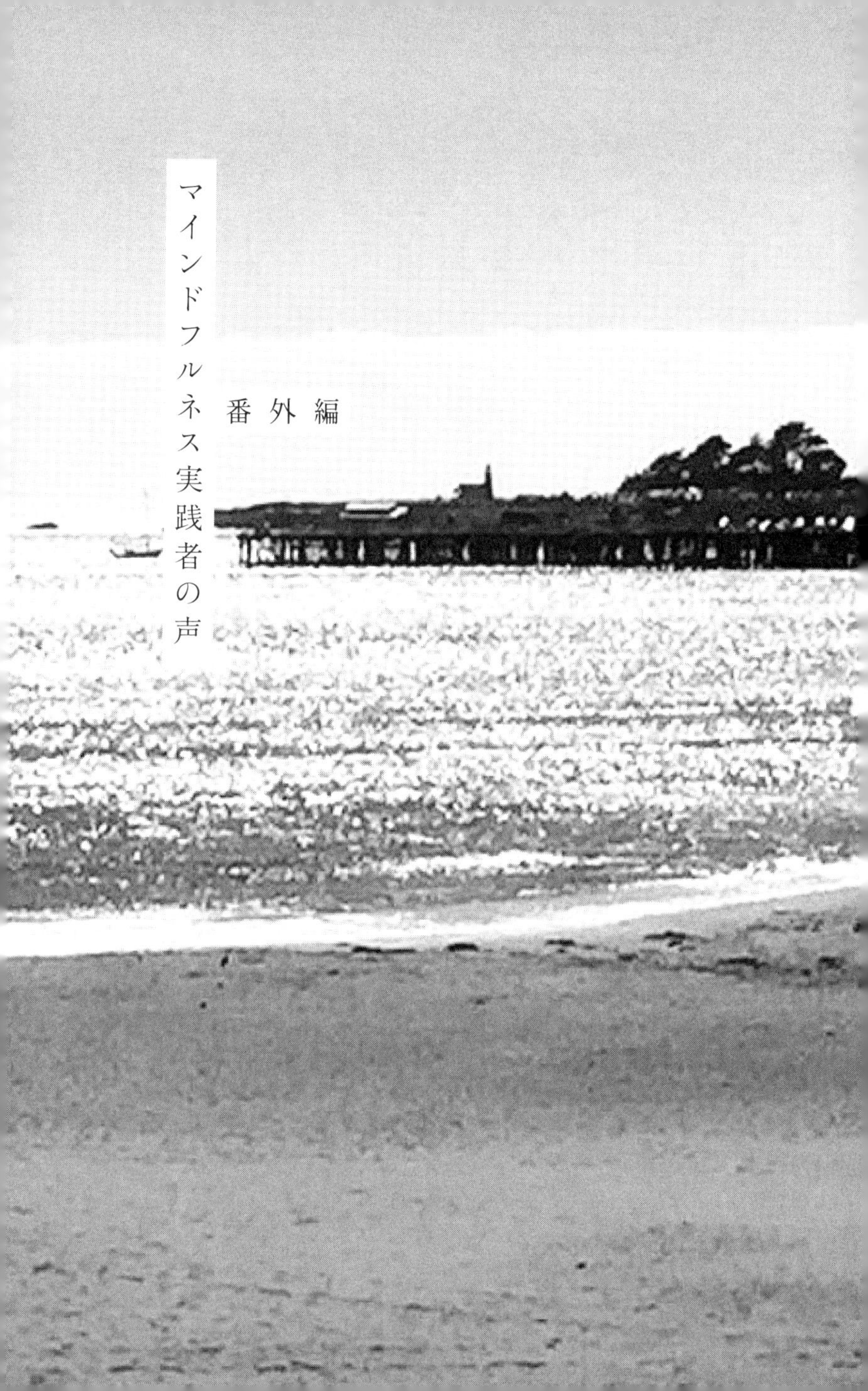

マインドフルネス実践者の声

番外編

続けることで得られる豊かな人生

マインドフルネスを実際に取り入れることに成功した人たちに、どのような変化があったのでしょうか。これから紹介する五人の体験談を、継続のインスピレーションにしていただければと思います。

マインドフルネスの実践に当たっては、あせらず少しずつ継続することが一番重要です。途中、「何のためにやっているんだっけ?」とモチベーションが下がることもあるかもしれません。そんなときにも、彼らのリアルな声、自由な取り入れ方を参考に、再び希望をもって、ご自身のマインドフルネスの取り組みを続けていただければと願っています。

自然体のマインドフルライフ

マシュー・シャフェ（シリコンバレー在住のＩＴエンジニア　筆者の夫）

マインドフルネスや瞑想のようなものに初めて触れたのは、高校のマーチングバンドをやっていたときでした。監督の先生が練習の前に「みんな、これからやることに集中するんだ。過去のことや将来のことではなく、今やっていることのみに集中する。いいね」と言って、ちょっとだけ沈黙の時間を置いてから練習に入る、ということを繰り返したのです。特にそれが何であるかも知らず習慣となっていって、その結果チームがまとまり、上達する実感や経験がありました。

その後、マサチューセッツ工科大学（MIT）に入学し、ボート部に所属。そのときの監督からも瞑想のような時間を与えられました。練習の前に「全員目を閉じて、心を落ち着け集中しなさい」というようなことを言われ、はじめは皆、それに対して疑問や「やらされている感」はありましたが、それをやると、どうも調子がいい。徐々にテクニック、スピード、スタミナが向上していくという経験があり、毎回やるようになったのです。その経験から、勉強や運動でよい成績を出すコツとして、立ち止まって今に集中したり、立ち止まって一日の振り返りをすることが、知らない間に自分の生活習慣になっていました。

瞑想というスピリチュアルっぽいことは自分らしくないと感じるので、毎晩自宅のテラスで星空を見て、近くのビーチから聞こえてくる波の音を聞きながら、まず心を落ち着け、それからいろいろ考え事をします。それはボーッと白日夢を見るのとはちがい、しっかりと意識をしながら頭の中を整理していく感じです。この時間自体がとても心地よく、努力というより、やりたくてやっています。

あと、マインドフルな「今に集中する意図的な行為」といえば、自分でブドウを育て、ワインを作っています（カリフォルニアでは自家用に大人一人あたり100ガロン＝約380リットルまで合法的にワイン醸造が認められている）。

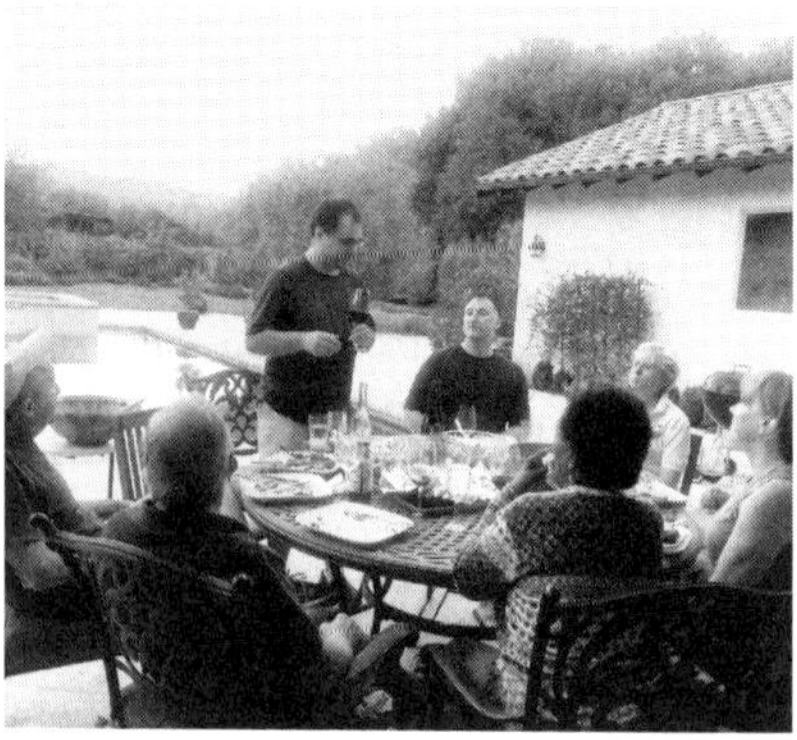

ワイン造りは科学とアートの両方のセンスが必要とされ、その両方に熟達していくことに、私はとても関心があるのです。近年は趣味が高じてピノ・ノワールのブドウ畑付きの別荘も買いました。そこで週末ブドウの世話をしたり、収穫が終わったブドウを発酵させて香りや味によって様々な調整をしていきます。土に触れ、五感を使

い、毎週かなりの時間をかけてていねいにワインを育てているという感じです。妻の君子には「週末休みたくないの？　よく疲れないわね」と感心されるのですが、私にとってはリラックスできる待ち遠しい時間です。もちろん、でき上がったワインを家族や友達と一緒に楽しむひと時は最高です。

全米でも、このあたりは移民が多くて多国籍・多文化の土壌があります。そこで成果を出すには、個人も組織もマインドフルにオープンでなくては、競争だけでぶつかり合ってしまう。**シリコンバレーの会社に行くと、本当にいろいろな人種の人たちが働いていて、「ここはアメリカ社会だから、こうしなくてはいけない」という文化的コードよりも、「なにがWin-Winにつながるか」というオープンな模索が優先します。**

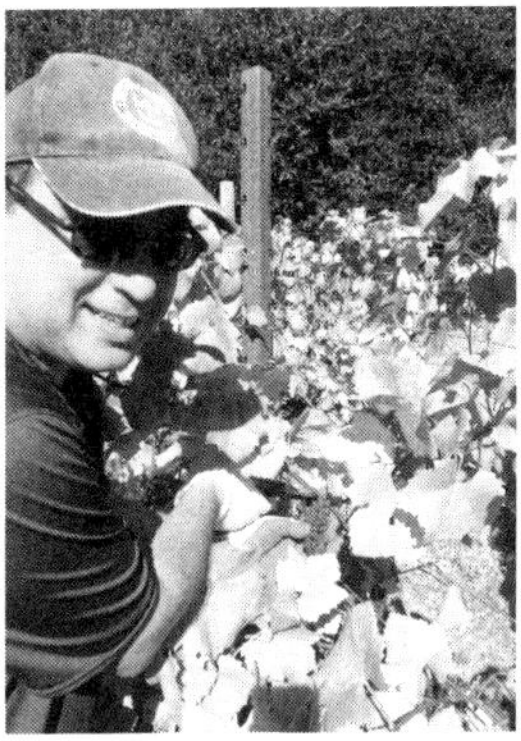

私の父はイランからの移民で、母は生っ粋のアメリカ人、そして妻は日本人だから、プロフェッショナルとしても、自分のライフスタイルにおいても、複数の文化を受け入れることによる豊かさは日々感じています。だって、美味しい日本酒や美しい日本料理にも詳しくなったし、手の込んだイラン

の料理も食べられる、そして手作りのカリフォルニアワインを楽しめるんですから！

マインドフルネスで取り戻した心身の健康

アマンディーン・ロシェ（国連コンサルタント、人権弁護士）

私は国連コンサルタントとして、アフガニスタンを中心に人権を守る仕事を十六年しています。その間多くの同僚が私のすぐ近くで誘拐され、暗殺・爆撃に遭い、私自身も二〇〇一年、二〇〇四年、二〇一四年と誘拐や自爆テロの危機に直面しました。移動中は防弾服を着用することもしょっちゅうです。劣悪で暴力的な現場でがむしゃらに頑張って勤務していたものの、二〇〇五年に、ひどいＰＴＳＤ（心的外傷後ストレス障害）から燃え尽き、自分自身が誰なのかわからなくなりました。ひどい胃潰瘍もあり、放っておくと癌にもなりかねないと医師に言われ、メンタルヘルスのために瞑想をすすめられたことが、本格的実践のきっかけです。

二〇〇五年から二〇〇六年にかけて、インドのダライ・ラマ法王の住むダラムサラで瞑想、ヨガ、アユールヴェーダの治療などを受け、自分を癒し、取り戻すことができました。二〇〇九年には、国連から再度アフガニスタンの首都カブールに戻るように言われましたが、状況はさらに悪化しており、私の周りにはかつての私と同じようなＰＴＳＤの症状を示す同僚や現地の人々が多くいました。

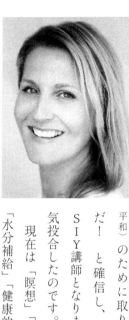

彼らから瞑想の指導を頼まれ、私は小さなメンタルヘルスクリニックを設営し、同僚や子どもたち、兵士、さらにタリバンにも瞑想を指導するようになりました。二〇一一年にはアマヌディン（Amanuddin：現地語で「平和と安全への信念」の意）基金を設立し、この活動を続けています。

また、友人からすすめられたグーグルのＳＩＹ（サーチ・インサイド・ユアセルフ）というマインドフルネスプログラムを受け、宗教や信念にかかわらずインナーピース（内なる平和）のために取り入れられるアプローチはこれだ！　と確信し、私自身もサンフランシスコでＳＩＹ講師となりました。君子とはここで出会い意気投合したのです。

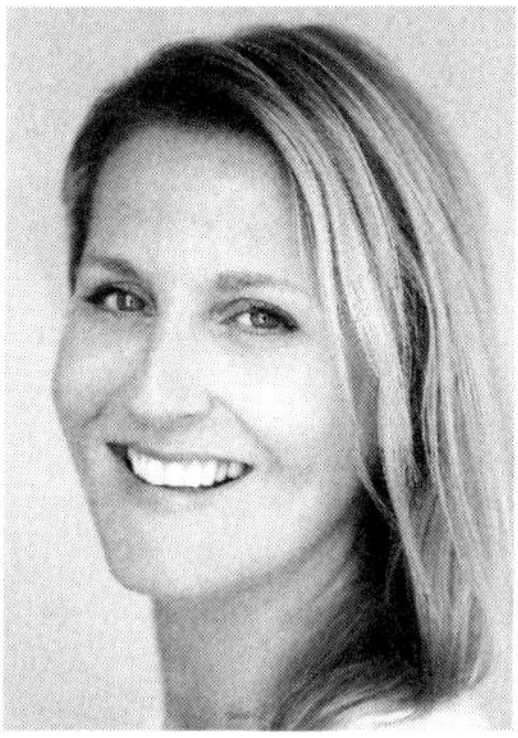

現在は「瞑想」「感謝」のほかに、「十分な睡眠」「水分補給」「健康的な食事」の五つを毎日の基本と

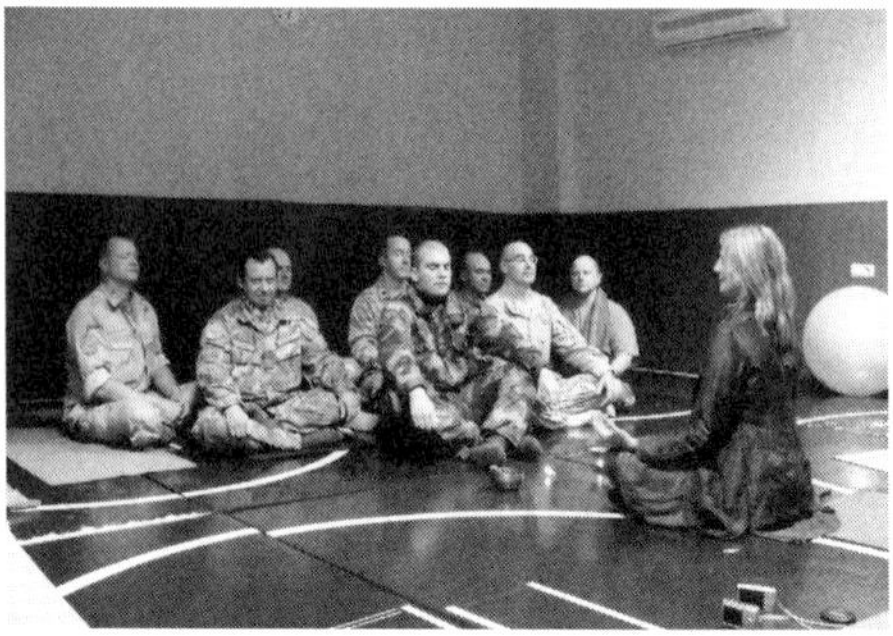

し、さらに年に数回瞑想リトリートに行ってリフレッシュすることで、心身の健康を維持しています。

マインドフルネスで私は蘇りました。過去の恐怖や苦しみのストーリーに意識が滑り込みそうになるとき、「今・ここ」にちゃんと戻って来られる。五感のすべてが、今を味わうとき、私はインナーピースと幸せを感じ、「生きているんだ」という喜びが湧いてきます。フランスの文筆家カミュが言った、「**将来のためにできる最善の契りは、今この瞬間にすべてを注ぐこと**」という言葉をいつも思い出すようにしています（写真はNATO軍の兵師への瞑想指導）。

マインドフルリーダー＝マインドフルペアレント

荻野淳也（一般社団法人マインドフルリーダーシップインスティテュート代表理事）

身近な人、特に家族に対して習慣や感情に流されずマインドフルに接していくことは、もしかしたら一番のチャレンジであり、とてもよい訓練となるのではないでしょうか。私は経営者であると同時に五歳の女の子の父です。朝食の準備と保育園への送り迎えは私が担当しています。忙しい家族が唯一必ず集える朝ごはんの時間を大切に考えて、温かいものは温かく、土鍋で炊くご飯のタイミングもみて、私なりのこだわりの時間でもあります。

保育園へは九時半までに連れて行かなくてはならないので、ゆとりをもって七時半から朝食を、と都合よく考えるのですが、実際娘は何度起こしても起きない。起きても朝食を食べてくれず、九時半に間に合うかどうか。さらには十時から入っている仕事のアポイントもぎりぎりに。

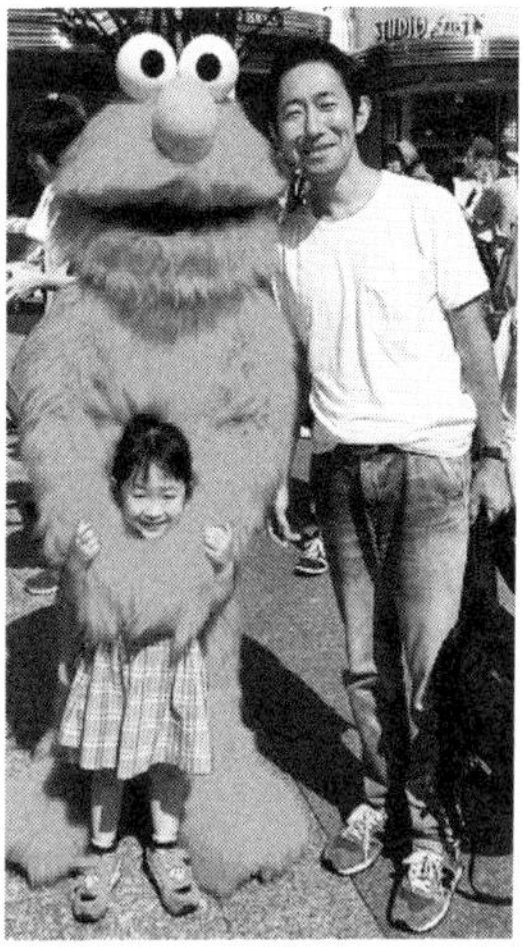

こんなときかつての私は、イライラを募らせ子どもを叱りながら半ば無理やり保育園まで引っ張って行きました。その一方で感情的な自分が子どもにも申し訳なく、心は葛藤していました。でもこれを繰り返し

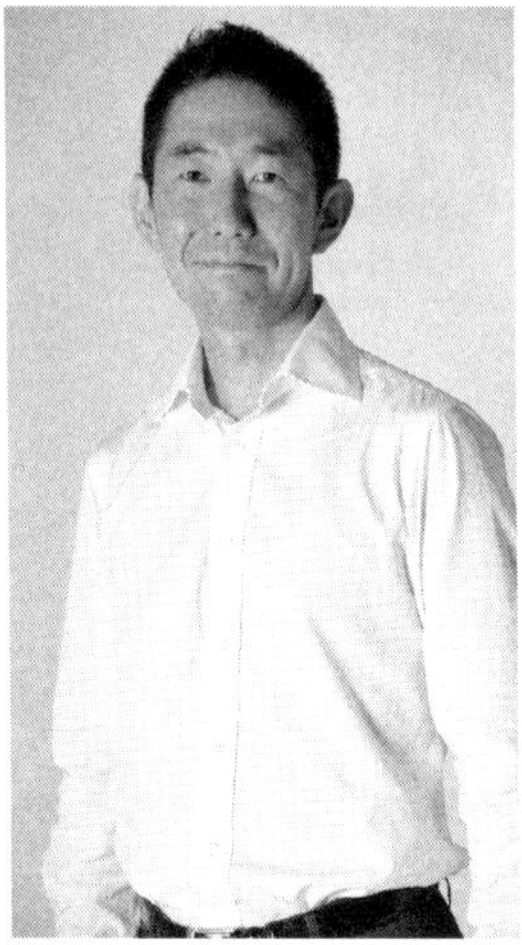

てしまうのです。

　でも今はマインドフルネスを日々実践し、**「何が一番大切か？」「何が問題か？」を問います。**私にとって一番大切なのは、家族が笑顔で「行ってきます」と言えることです。イライラの原因は、自分のこだわりだと気づき、そのこだわりを娘や家人に押しつけることがなくなりました。朝のアポも無理せず十時半からに変更しました。おかげで娘も笑顔で保育園に通っています。

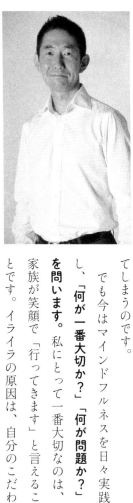

　子育てをしながら働く方々の悩みは共通しています。仕事をしているときに子どものことが気になり、子どもと一緒にいると仕事のことが気になり、いつも時間に追われて罪の意識とストレスを感じている。仕事と子育てといういずれも人生の重大事を二者択一、というものさしでしか自分も周りも考えられず、そのはざまで悩む。これを繰り返すことが、豊かな人生、そして健全な組織や社会と言えるでしょうか？　組織のシステムはもちろん、各人がマインドフルネスを取り入れて、今、向き合ってい

ること・人にベストな選択をし続けてこそ、それは可能になるでしょう。

マインドフルネスで最善の方法に気づく

武田雅子さん（株式会社クレディセゾン取締役・営業担当部長・キャリア開発室長兼務）

以前の私は、とても負けず嫌いで、「ああ、こうすればよかった」と人一倍後悔したり、ネガティブな想いにいつも捉われていました。それが、SIY（サーチ・インサイド・ユアセルフ）を受けて、マインドフルネスを実践すると「ああ、過去の失敗なんて手放せばいいいんだ」と、いったん置いておくことができるようになりました。

会議の場や部下の報告も、情報が正確にすっと入ってくるようになり、情報の支点・力点・作用点を明確にすることで、策を組み立てやすくなります。だから、問題の本質や、なにが適切なゴールなのか、すばやく判断できるようになりました。あとは、いつも「ゴキゲン」でいられるようになりました（笑）。

部下は正社員で千六百人、アルバイトの人も含めると二千五百人いますので、常に多くの人と関わっていますが、自分でも構えなくなったし、力が抜けて嫌いな人が激

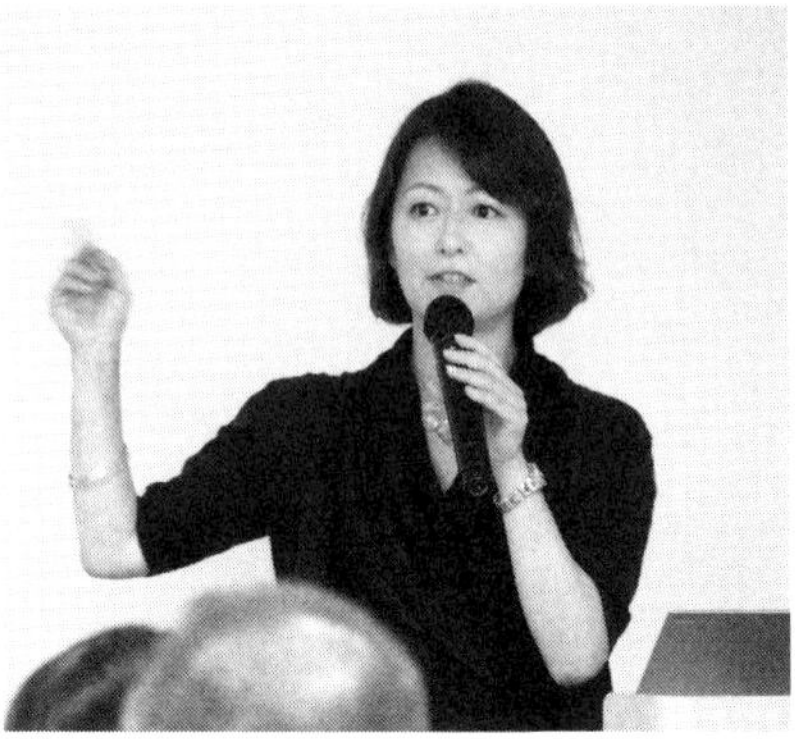

減しました。向こうに嫌われている分にはしょうがないけど（笑）。それに、力が抜けると、相手のこともいろいろクリアに見ることができるようになりました。

二〇一六年から、営業のリーダーになり、数字のプレッシャーで心身ともに押しつぶされそうな時期がありました。そういうときこそ座る（＝瞑想する）。移動中も、ちょっと早めに会議室に行って静かに座る。これをやると、不思議と心もカラダも、じわっとラクになる感覚をつかめるようになりました。「キツいな」「心身の具合がもうひとつだな」と気づいたら、座る（瞑想する）サインと考え、必要に応じて実践しています。

私にとってのマインドフルネスの目的は、自分を整える自己管理をすること。座ることは、そのツールとして活用しています。そして、マインドフルネスは長い目で見た組織の価値観の変革にも及んでいます。まず競争をやめさせました。今までは支社どうしが競争していましたが、そうするといい成績の支社はノウハウを隠したがります。それを競争から、情報共有をするように、「チャレンジにともに向かう、より安全な場」に変えたのです。すると、数値目標を早くから達成する支店が増え、全社的に成績が上がりました。また事故や大きなミスも減ったのです。

最近は、自分だけでなく、部下も自発的に週一回の朝の瞑想会を続けています。それもSIY（サーチ・インサイド・ユアセルフ）がきっかけです。部下の心がマインドフルになると、一人ひとりが簡単にリーダーシップを発揮できるようになりました。私が出張で不在の日でも、朝の瞑想会は続いているようです。

今後、古いやり方に固執している状態から、マインドフルにいい意味で力が抜け、ありのままが見える状態になることを期待しています。そうなれば、自分たちの持つ力は最大限に出していけるはず。日本の生産性の問題はそういうところにあるのではないかなと。そして皆しかめっ面でなく、楽しくやればいいのに、と思います。そういうのでブスになるなんて、絶対いやじゃないですか？（笑）

ありのままの力を出すという意味では、皆が同じことをやる時代は終わって、一人ひとりがいろいろなことをしなくてはいけないし、一人ひとりがいろいろなことをやりたい時代になってくると、コラボレーションやシナジーがなければ意味がない。そのためにはちゃんと見て感じ取る、恐れない。そのためにもマインドフルネスだと思います。

マインドフルネスのおかげでガンを早期発見

K.S.さん（弊社セミナー参加者　40代男性）

二〇一五年末に胃ガンを患っていることがわかり、手術を受けました。その前から、木蔵先生のセミナーを受けており、マインドフルネスを毎日続けていたおかげで、ガン告知の動揺も少なく、不思議な程に受け入れることができました。

手術直後は麻酔があまり効かず、激しい痛みで悶絶していましたが、そんな中でもマインドフルネスを実践すると、不思議な程に気持ちが落ち着き、いつの間にか眠りにつきます。「マインドフルネスストレス軽減法」の一種「ボディ・スキャン」をしたり、幼少期の頃からお世話になった方々へ感謝する「コンパッション（深い思いやり）」を繰り返したおかげで、手術後の痛みの苦しみも克服できました。**何よりも自分にとって大切な人が誰か、大切な事は何かがわかったように思います。それがなけ**

れば、気づけなかったこと、行動できなかったことがたくさんあります。

マインドフルネスを実践するようになってから、自分自身の意識、行動が明らかに変わってきました。じつは、胃ガンを早期発見できたのも、いつもはテーブルの上に置きっぱなしで封も開けずに捨てていた、健康診断のお知らせに注意を向けたことがきっかけでした。同時に、ピロリ菌を除去したという友人のフェイスブックを、たまたま自分の身体に置き換えて読んだことも影響しているかもしれません。日々マインドフルに、一つひとつのことにていねいに注意を向けて、そして自分自身にも意識を向けて、過ごしていたおかげです。

今までのように、時間に流されるままに生きていたら、胃ガン検査を受けることなく、友人の投稿も読み流し、ガンは進行して手遅れになっていたでしょう。この命、大切にして生きていきたいです。

以上、五名の方々がいかにマインドフルネスを取り入れているかを、紹介しました。読者の皆様が、マインドフルネスに出会うことが、人生の素晴らしい展開となることを心より願っております。

グーグルの「メンタル弱い系」天才プログラマーがマインドフルネスで生まれ変わった理由

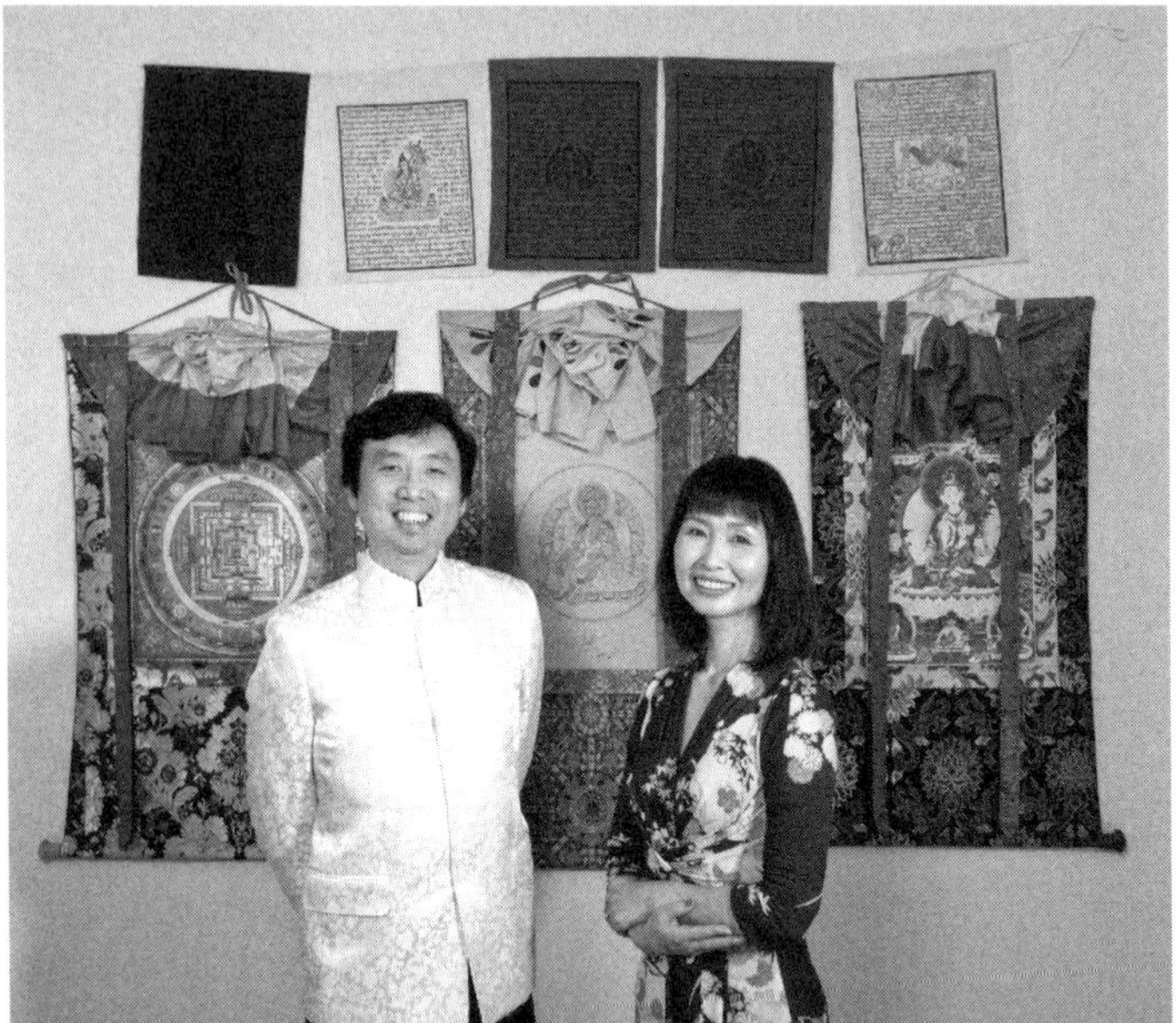

対談 チャディー・メン・タン×木蔵シャフェ君子

チャディー・メン・タン
Search Inside Yourself Leadership Institute（SIYLI）会長。
グーグルでエンジニアとして成功、"陽気な善人"という肩書を名乗り、
社内でマインドフルネスをベースにした情動的知能を高める
研修プログラム「Search Inside Yourself」（SIY）を開発。

IQ一五六の天才プログラマーとしてグーグル初期の検索エンジンのアルゴリズム制作チームをリードし、若くして億万長者となり、世界平和への取り組みが認められ、八度もノーベル平和賞候補となった、チャディー・メン・タン。

彼が立ち上げたマインドフルネス瞑想を取り入れた研修プログラム「サーチ・インサイド・ユアセルフ」（SIY）は、現在十五ヵ国以上で展開し、世界のビジネスピープルに支持されています。

まさにマインドフルネス界の世界的リーダーであるチャディー・メン・タンですが、彼は、マインドフルネスを始めたきっかけは「自分に対するみじめさにある」と言います。

「メンタル弱い系」天才プログラマーは、いかにそのみじめさを克服し、陽気で心優しい、マインドフルネス界の旗手となったのでしょうか。

シリコンバレーにあるメンさんの自宅の瞑想ルームにて、お話をじっくりうかがいました。

二人の出会い

木蔵シャフェ君子（以下、君子）　初めてお会いしたのは、二〇一三年サンフランシスコのSIYセミナーです。当時メンさんは、著書『サーチ・インサイド・ユアセルフ　仕事と人生を飛躍させるグーグルのマインドフルネス実践法』（英治出版）がベストセラーになり、ニューヨークタイムズ紙のビジネス欄で写真入りのトップ記事にもなった、まさにマインドフルネス界のリーダー的存在でした。だから、お会いできることをとても楽しみにしていたのです。

チャディー・メン・タン（以下、メン） そしたら、こんなふざけた男で（笑）。

君子 一人ひとりに、本当にていねいにコンパッション（深い思いやり）をもって接している様子に「言っていることと実行していることが一致して素晴らしい！」と感銘しました。そして、とてもひょうきんな一面も。

メン 君子は、たしかＳＩＹが始めた講師向けプログラムの第一期受講者ですよね。

君子 競争率十倍の狭き門でした。すでにＳＩＹは、シリコンバレー界隈でよく知られていたのです。

メン いい質問を投げかけてくると感心したのを覚えています。今も印象は変わっていません。とてもスマートで的確な質問をする。とても優しくて、いろんなことをやってのける（笑）。

メンさんがマインドフルネス瞑想を始めたきっかけ

君子　メンさんがマインドフルネス瞑想を始めたきっかけは？

メン　ずっとみじめで苦しんでいた自分をなんとかしたかったから。二十一歳のときでした。

君子　メンさんがみじめ？　今の陽気なメンさんからは想像がつきません。

メン　子どものころからずっとそうです。自分のなかに劣等感や生きにくさを持ち続けていたし、世の中にある様々な苦しみを、ひしひしと感じていました。だから、ずっとみじめだったのです。マインドフルネスや瞑想をしている人のほとんどが、それぞれのみじめさから解放されたいという理由だと思うけれど、違う？

君子　そうですね。私もそうでした。

メン　いまシリコンバレーで瞑想をする人が増えているのも同じ理由でしょう。

君子　瞑想を始めて自分自身の変化をどんなふうに感じましたか？

メン　もちろん、あのころのようなみじめさはなくなりました。今は、行きつくところまで行きたいと思っています。

君子　行きつくところ？

メン　悟りを得て、すべての苦しみをなくすことです。生きとし生けるものすべての中から苦しみをなくし、ジョイ（幸せ）でいっぱいにしたい。どこまで行けるかはわからないけれど、行けるところまで行きたい。

成功につながり、幸福感も高まる

君子　今も変化し続けていますか？

メン　絶対的にそうだと言えます。僕はエキスパートに比べれば、ただの初心者ですけど。

君子　メンさんは瞑想している時間の九五パーセントは、喜びにアクセスしている状態になった、と言っていました。それも大きな変化の表れではないでしょうか。

メン　それくらいはなんでもありません。僕の師で、日本やアジアで長年仏教の修行をした宗隆フォラルという人物に言わせると、瞑想はセックスよりもずっといいらし

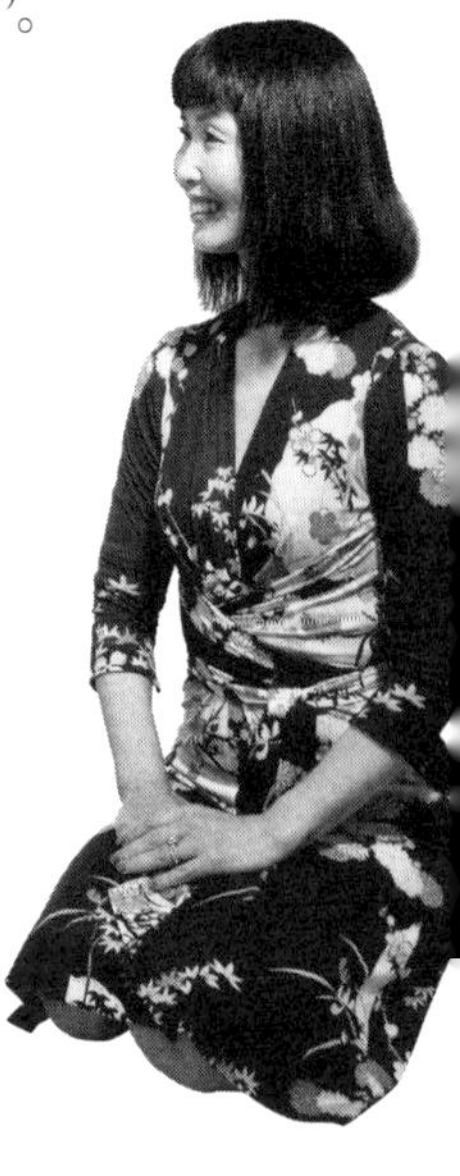

い。僕なんかまだまだ（笑）。

君子　つまり喜びの状態にある頻度が高まり、その深さもすごく増すということですね。

メン　さすが君子、よくわかっています。

君子　瞑想は、とくにどんな人におすすめしますか？

メン　生きている人なら誰にでも。生きていない人にはたぶん効き目はないでしょう（笑）。

君子　生きていれば、年齢、教育レベルなど、条件に関係ないということですか？

メン　まったく関係がありません。なぜすべての人にすすめるのかというと、現実社会で成功することにつながるから。幸福感も高まります。マイナス面がないのです。そして、自分と周りの人々の人生をよりよくします。行きつくところまで行くと、きっとすべての世の苦しみを取りのぞけるでしょう。僕が知る限り、何ひとつマイナス面がないのです。

君子　瞑想は、人と一緒に行うといいと言われていますが、何がいいのでしょうか？

メン　（きっぱりと）やる気と根性をアウトソーシングできること。自分の意志でやり続けることはとても難しいからです。一緒にやってくれる人がいれば、自分の意志が弱くても、その人たちに習慣づけの手助けをしてもらえます。グループでの瞑想は、お互いのやる気と根性をアウトソーシングできるのです。

グーグルの一員として結果を出そうともがいた日々

君子　グーグルで働き始めたころのことを教えてください。当時、後の肩書になる「陽気な善人」の片鱗《へんりん》はありましたか。

メン　はい。僕は一九九一年からすでに本格的なマインドフルネスの実践を始めていましたから。グーグルに入社したのは二〇〇〇年で、すでに十年近い経験がありました。

君子　当時、メンさんは幸せや成功について、どんなイメージをもっていましたか?

メン　（しばらく考えて）僕は、シンガポールからの移民で、英語もなまっているし、肌の色も白くない。だからそのぶん、誰よりも働かなくては、とつねに思っていました。それが成功への唯一の道だと。

君子　グーグルのように自由でオープンな会社であっても？

メン　もちろん。僕はいつも人よりたくさん働いて、より良い結果を出さなくては、と焦っていました。そのころのグーグルには、緊急のプロジェクトが山ほどあったから、僕はそのリストを詳しく見ようともせずに「どれでもいいから、一番難しいプロジェクトをやらせてください」と言って引き受けていました。「僕は移民なのだから、人と違うことをしなくては」と思って、そうしてきたのです。

君子　グーグル社内でSIYは、立ち上げてすぐに順調でしたか？

メン　イエスでもあり、ノーでもあります。幸運には恵まれました。ちょうど社員に教育プログラムを提供する「グーグル・ユニバーシティ」が立ち上がったばかりで、内部で創ったカリキュラムを探していたのです。そしてグーグル・ユニバーシティを運営していた責任者のピーター・アレンは、瞑想に対して偏見をもっていませんでした。偶然ですが、彼はアメリカで著名な瞑想講師であるミラバイ・ブッシュという人物の友人でもあります。SIYを立ち上げてからパイロットプログラムまでは、驚くほど問題なく進みました。

君子　「ニューエイジっぽい」「瞑想なんて」という反対はなかったのですね？

メン　まったくありませんでした。シリコンバレーの人たち、特にグーグルの社員がそうなのですが、とてもオープンマインドなのです。だから新しいものは批判する前にトライします。

君子　そして、やってみたら良い効果があったということですね。

メン　そうです。多くの人から「ＳＩＹが人生を変えた」とまで言われました。

君子　ＳＩＹは、グーグルにどんな貢献をしていますか？

メン　たくさんの社員の人生をより良くしたことで、グーグルに貢献できていると思っています。

君子　私もＳＩＹで人生が変わった、というグーグル社員にたくさん会いました。

メン　ＳＩＹのおかげで昇進した人もたくさんいました。仕事に必要とされる対人関係のスキルが高まったからでしょう。とても面白いのは、クリエイティビティが高まったという人が多いことです。瞑想は、じっととどまって座るだけなのに。ほかにも、家庭での変化をよく聞きます。奥さんから「最近いい意味で変わったね」と言われたと喜ぶ人もいました。そして困難に直面していた人たち、たとえば家族の死や自分の病といった苦しみに対して、とても効果があったと。「救われた」と言う人も多くいました。それを聞いて僕自身、とても感動したのです。続けていく勇気をもらいました。

君子　グーグル側からどのように評価されていますか？

メン　今も一番人気だと聞いています。募集一時間後には売り切れているらしいです。

君子　日本でもそうです。毎回チケットは売り切れてしまいます。グーグル内では、数千人がすでにＳＩＹを受講済みで、外部や公開プログラムを入れると、受講者は二万人を軽く超えました。

なぜマインドフルネスが必要なのか？

君子　シリコンバレーの人たちは、なぜマインドフルネスにハマるのでしょうか？

メン　まずは効き目があるから。集中力を高め人生をよりよくします。それが大きい。そして競争力をもたらします。

君子　日本では、シリコンバレーについて誤ったイメージを持つ人も多いようです。

会社のランチがおいしくて、福利厚生がよくて、人々はハッピーで豊かだと。でも実際は、日本のビジネスピープルと同様に、あるいはそれ以上の苦しみがあります。ストレス、厳しい競争、ひどい交通渋滞、責任の重さなど。同時に、このエリアには「世界で最新の、最高のものを創り出そう」という志をもつ人が世界中から集まってきます。

メン　その通り。だからこそ、マインドフルネスとの親和性が高いのです。

マインドフルネスは日本の風土に合っている

君子　シリコンバレーから見た日本における日本人の働き方の印象を教えてください。

メン　とても良い印象をもっています。みんなが完璧を目指して一生懸命働いているのが素晴らしい。ただし、マイナス面が二つあります。一つは、働きすぎ。もう一つのマイナス面は、失敗の余地がないこと。

君子　その通りです。

メン　結果、クリエイティビティがくじかれてしまいます。クリエイティビティとイノベーションには自由が必要なのに（ため息）。たとえば、ＳＩＹを立ち上げたときも三、四回失敗することが必要でした。だから世界中のビジネスピープルたちに支持されるプログラムとして完成したのです。失敗の余地がないと、イノベーションはとても困難になります。

君子　日本人にとってのマインドフルネスの可能性は？

メン　ものすごく大きいでしょう。

君子　なぜ？

メン　まずはその効力です。先ほども言ったように、集中力を高め人生をよりよくします。そして競争力がつく。これが、日本人の勤勉さに加わると、ずいぶんと大きなパワーになるでしょう。禅は悟りを得る人が最も多い、と僧侶の真善ヤング（日本で真言宗の得度を受け韓国で禅を学んだ）が言っていました。マインドフルネスが日本に戻ると

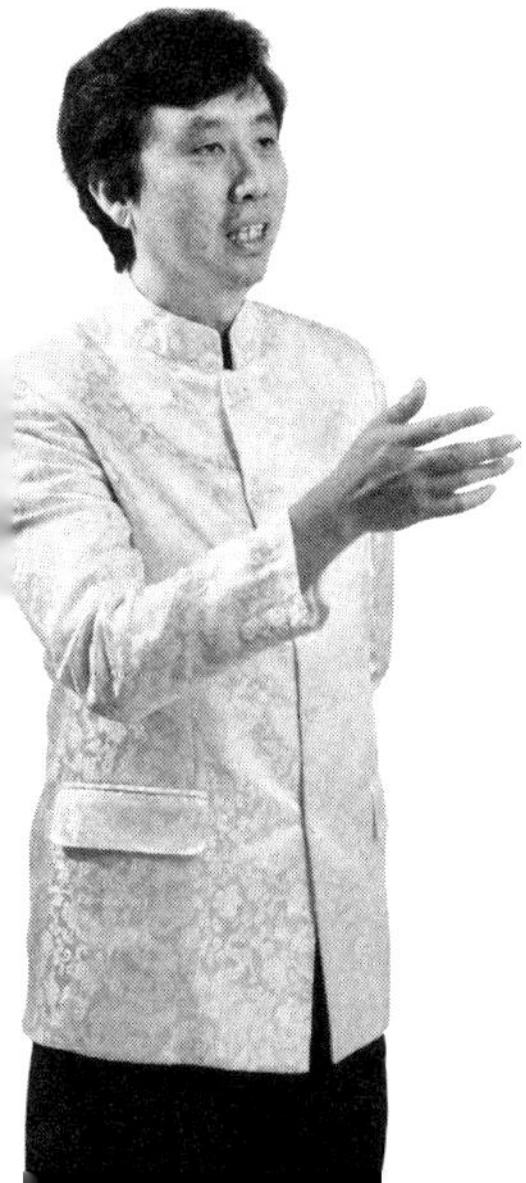

き、基盤はすでにあるのだから素晴らしい花が咲くはずです。

君子 日本文化や禅のストイックさには、そのようなプラスの側面があるのですね。そこにマインドフルネスが加わると、何かとてつもない化学変化が起こりそうです。

君子 現在の活動について教えてください。

メン 三つの軸があります。一つ目は世界規模の悟り（Global Enlightenment）プロジェクト。その定義として、うちなる平和、うちなる喜び（ＪＯＹ）、深い思いやり（Compassion）を世界に広めること。僕が会長を務めるＳＩＹＬＩ（ＳＩＹを世界的に広める非営利団体）と僕の本『サーチ・インサイド・ユアセルフ　仕事と人生を飛躍させるグーグルのマインドフルネス実践法』（英治出版）と『たった一呼吸から幸せになるマインドフルネス　ＪＯＹ　ＯＮ　ＤＥＭＡＮＤ』（ＮＨＫ出版）を通して、それに挑戦しています。

二つ目は、貧困、不公平、環境破壊をこの世からなくすこと。そのために、「One Billion Acts of Peace」（ノーベル平和賞候補に何度も上がっている非営利団体）をやっています。

そして三つ目が悟りに至ったリーダーを一〇〇万人育成すること。そのためにZencubator（禅と起業の支援をするインキュベーターとをかけあわせたもの）を始めようとしています。

君子　一〇〇万人！　悟り？

メン　そう、一〇〇万人の悟りに至ったリーダーを育成する。悟りとはソタパティ（原始仏教の言語であるパーリ語で、聖者の流れに入ること。数段階ある悟りの最初の段階）のこと。その三つです。

君子　どれも大きなプロジェクトですね。

メン　ほかのマイナーなプロジェクトもあるけれど、メジャーなのはこの三つです。

君子と「MiLI」の活躍も期待しています。

君子　ありがとうございました。（了）

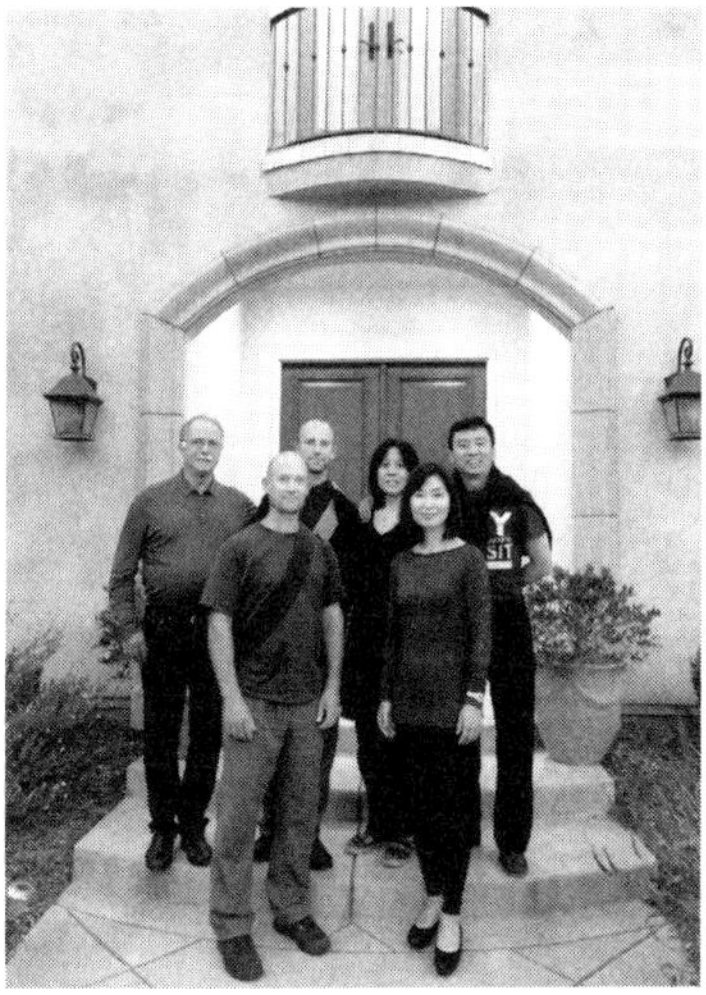

拙宅別荘にてメンさん夫妻
（後ろ右側）らと瞑想会

Epilogue

「やりがいある仕事で成功し、健康もマメに自己管理して、家族や人間関係も円満、ボランティアや寄付をしてなんらかの社会貢献を果たし、イキイキとハッピーに日々送っている」

――いったい、どこにそんな人がいるんだ、いやいるはずがない。そんな素晴らしい生き方はできるわけがない、と思いながらも私たちは皆、一度しかない人生でそんな生き方をしてみたい、と渇望しているのではないでしょうか。

一方で、理想の生き方のために、新しいスキルや知恵を身につけなくては、と前向きになることに疲れを感じることもしょっちゅうではないでしょうか。向上心はあっても、これ以上、やるべきことを増やして心身に負荷をかけることはもうしんどい。本当にそうだと思います。

本書でお伝えしてきたことは、「やるべきこと」ではないとどうぞご理解ください。むしろ「なにもやらない」ためのレッスンです。すなわちマインドフルなひと時を日常に取り入れると、頭と心がおのずと鎮まって活力が戻り、ひいては身体の調子も整ってきます。しかもこれらの恩恵が次々と科学的研究で裏付けされています。

「やる」ことを学習しすぎた私たちの脳にとって、「なにもやらない」ようにするためにはコツが必要です。ボーッとしているDMN（デフォルトモードネットワーク）の状態は、じつは無意識に脳が働いたり心配したりしている状態であることはレッスン3にあるとおりです。

DMNの状態に飲み込まれず何もしないでいることは、働きづめの私たちの脳にとって難しさを感じます。マインドフルネスを始めたばかりの私も、とてもフラストレーションを感じたものでした。

私は、三十代になる頃まで、世のなかで生きていくためには、「頑張る」こと、そして「人より多く時間をかける」ことが必要、とずっと思っていました。飛び抜けた能力もなく母子家庭で貧乏な子ども時代を過ごした私にとって、それは当然のすべきことだったのです。

そして、自分がどうありたいか、何を目指すのかも自身の内在的な価値観や軸に基づくのではなく、恥ずかしながら当時流行《はやり》の「グローバルなビジネスパーソン」というあいまいなイメージに大きく影響されていました。

自分に「もっと頑張れ」と負荷をかけ続け、忙しく各国で活躍するイメージを追いかけていた私は、四十代になり、表面的には多くのものを手に入れていました。渡米して風光明媚なサンタクルーズに住み、自ら経営する会社で素晴らしい同僚に恵まれ、理解ある優しい夫もいる——しかし私の頭と心はつねに張りつめ、オーバーヒートしていたのです。

いつも先のことを計画し、全てのプロジェクトの状態を把握しておかなくては破綻してしまう、と思い込んでいた私は、朝、目が覚めた瞬間から「今日中にこれをやらなきゃ」「あれもまだできていない」と頭のなかでリストのチェックが始まり、朝から心はぐったりしていました。それが、豊かな人生を手に入れるためには必要な犠牲だと思い込んでいたのです。そしてある日、ついにストレスから炎症性の病を患い、歩くのに杖を必要とするようになってしまいました。

そんな状況を見かねた友人がすすめてくれたのが、マインドフルネスと瞑想でした。それまでも周囲には瞑想実践者が多くいたのですが、忙しい私にはそんな余裕も興味もない、と無視してきたのです。しかし、医者から人工関節をすすめられ、日々のプレッシャーも高まるなか、私は藁《わら》にもすがる思いでマインドフルネス瞑想のコースに参加していました。

なんとなく続けると良さそうな気がして、自宅に戻ってからもやるようになったのですが、週三〜五回、一回あたり十〜二十分と頻度も時間もバラバラ。ちゃんとできているかどうかがわからないままもやもやした感覚が一年ほど続きました。呼吸を数えてみてもたった三回ほどで雑念が浮かんだり、二十回続いても雑念が浮かばないよう張りつめた気持ちで、リラックスどころではありません。

それでも続けられたのは、明らかに関節の炎症が楽になって杖がなくても歩ける頻度が増えたことと、心や脳の働きをもっと知りたいという好奇心からでした。自分の思考や感情を観察対象としたときに、そのひどい散らかり具合や、集中の短さにがっかりしながらも、そこにはほのかな発見の面白さもあったのです。

そこで、思い切ってカリフォルニア北部にある沈黙の瞑想リトリートに一週間挑戦することに決めたのが六年前。周囲の尊敬する人々も定期的に行っている沈黙の瞑想リトリートは、合宿式で早朝から夜、寝る前まで、まさに瞑想三昧。瞑想指導者のもと、ひたすらマインドフルネス瞑想と歩く瞑想を繰り返し、途中、会話や人と目を合わせることすらせず、沈黙で自分と向き合い続けるものです。

短時間の瞑想を繰り返してきた私に、果たしてできるのか不安と好奇心で始めたリトリートは、「何もやらないこと」による大きな気づきに満ちていました。

何もせず今に心を置くことが、当初ものすごい不安を私にもたらしたのは、単純に「慣れ親しんでいない」からです。「何もせず、将来の計画もせず、今にあること」を自分に許してこなかったために、私の脳はオロオロ、イライラでした。

雑念や眠気がやってくるたびに、「ダメ！」「まったくもう！」と自分を叱責する自分にも気がつきました。マインドフルネスでは、浮かぶ思考や感情を、批判・判断なく観察するのですが、私の場合は、批判する自分に対して、批判・判断してはいけない！　と、批判に対する批判がぐるぐる続いてしまうのです。これでは短時間の瞑想でも嫌になって当然です。自分に厳しくダメ出しをするのは私自身の心の自動操縦モード、つまりくせであり、どんなに厳しく叱責しても、心は疲れるばかりで行動の改善は生まれない、ということにも気づきました。

他にも多くの発見がありましたが、どれもすべて人から教わったのではなく、自分で観察し気づいていったこと。すなわち注意の自律と自己認識によるものです。

この方法で気づきを手に入れると、それに対応することも容易になっていきました。自己批判や先走る傾向は相変わらずですが、マインドフルネスで注意の自律ができるようになり、それに気がついて、自分により優しく接しながら今に注意を戻したり、本来注意を向けるべきところへ意識を送ることができます。

そして、雑念についても気にしなくなりました。瞑想中、何百万回注意がそれても、また何百万回もとに戻せばよいのです。心が百万回乱れても、百万回優しく見守って、心の方がおのずと整ってくるのを待てばよいのです。批判する自分さえも、優しく見守って。

こうやって、私は自分の瞑想への批判やもやもやした感覚を手放していきました。自律した注意力と自己認識を取り戻していったのです。そして、食べるとき、歩くときなどへのマインドフルネスの実践にも心が慣れ、「今・ここ」は以前の不安な場所から、居心地の良さを増していきました。

そうやって、居心地の良くなってきた「今・ここ」に注意をしっかり向けると、ほのかな幸せの感覚や、自分にとって何が大切なのかということに一瞬ですが、だんだんと気づいていきます。

これまでは、何をやっても三日坊主、早起きが死ぬほど苦手、宗教的なことに不信感をもっていた私が、毎日早朝の暗がりで瞑想をし、日々、今を味わうことを楽しんでいます。一瞬一瞬の豊かさに気づき、その豊かな一瞬を少しずつ重ねていくうちに、クオリティオブライフが格段に高まりました。その過程で、ストレスによる炎症も改善され、現在は杖を使うことなく元気に生活しています。

いま私は一つの大きな希望を感じています。

自分という命を最大限に活かし楽しみ、その結果、仕事を通じて社会に貢献することは、やはり可能だった、と。マインドフルネスを実践しお伝えする、その一歩一歩の過程で、私はそれを実感しています。意義ある仕事をして、豊かな生活を手に入れるには、立ち止まるゆとりや今を味わうことを犠牲にする必要は、まったくなかったのです。

それどころか、マインドフルネス瞑想で日々立ち止まり、日常でも「今・ここ」にしっかり注意を向けることで、集中力、生産性、発想力、そして人間関係も改善されていきました。こうなれたのは、シリコンバレー周辺という素晴らしい学びの場にいて、深い叡智をもつ多くの友や師に恵まれたことが大きいのです。

私ひとりの力は微々たるものですが、シリコンバレーでの素晴らしい縁を得て、日本人初のＳＩＹ認定講師となり、仲間と一般社団法人マインドフルリーダーシップインスティテュート（MiLI）を立ち上げ、グーグル本社、フェイスブックなど日米でマインドフルネスをお伝えすることになりました。「何もしない」実践がもたらす気づきが、多くのリーダーを生き生きとパワーアップさせ、それを見てインスピレーションを受けたこころざしある人たちも、マインドフルネスの実践を始めています。

「やりがいある仕事で成功し、健康もマメに自己管理して、家族や人間関係も円満、ボランティアや寄付をしてなんらかの社会貢献を果たし、イキイキとハッピーに日々送っている」とエピローグ冒頭で紹介した生き方は、幻想ではなく、現実に可能なのです。

その過程で、不安やこれでいいのかというもやもや感、心の痛み、すぐに効果が得られなくて投げ出したくなる気持ち、私がそうであったように、誰もが必ずそれらと出会います。それらは、マインドフルライフの障壁ではなく、またマインドフルライフができていない、という意味でもまったくありません。それらと向かい合い、注意を、一番大切な「今・ここ」に戻し続けることで、あなたのマインドフルライフは、かけがえのない人生における気づきをもたらしてくれます。

ワーカホリック（仕事中毒）・三日坊主・猜疑心《さいぎしん》の強い私が、なぜマインドフルネスを信頼し、実践を続けることができたか。そして、いかに自分の価値観・あり方に目覚めることによって、お仕着せのイメージに煽られない、軸を持つことができたか。

多人種・多文化で、偏見なく良いものは取り入れていくというオープンなシリコンバレーの姿勢と、五十年以上この地に存在し続ける深い精神性の両方から生まれた、マインドフルネスとその本格的実践法について、本書では具体的にお伝えしました。

初めてのマインドフルネス瞑想から十年。以来、シリコンバレーのマインドフルネスを牽引する多くのリーダーとの出会いがありました。SIY創設者のチャディー・メン・タン氏、SIYLIのCEOであり禅僧であるマーク・レサー氏、コンパッション（深い思いやり）を、身をもって教えてくださるジョアン・ハリファックス老師。科学的マインドフルネスの父と言われるジョン・カバット・ジン博士、マインドフルネス関連の世界最大の国際会議Wisdom2.0創設者ソレン・ゴードハマー氏、しろうとの私でもわかりやすく禅を教えてくださる藤田一照老師。「日本で働く多くの人々の苦しみを、マインドフルネスで豊かに変容させたい」という思いに共鳴してくださり、私のような初心者に多くのサポートや叡智をくださり、心より感謝しています。

このようにたくさんの「きら星のごとく」素晴らしい師やメンターに教えていただき、また応援していただく幸運を得て、唯一恩返しできる方法は、わかりやすく実践しやすい、しかしできうる限りまやかしのないマインドフルネスをお届けすること、と心に刻んで精進を続けてまいります。

二〇一三年から日本で使命を共にする一般社団法人マインドフルリーダーシップインスティテュート（MiLI）の仲間、荻野淳也、吉田典生、藤田ゆかりがいなければ、私の今の活動はあり得ませんでした。この素晴らしい仲間と無謀とも言えるビジョンに向かい続けられることは、私の一生の財産となるでしょう。

また、実績のない私に本書の企画を提案いただきやっと出版にこぎつけることができたのは、編集担当の依田則子さんと文筆のプロ今泉愛子さんのおかげです。本当に本当にありがとうございました。出版の後押しをしてくれたポスチュア・ウォーキングのＫＩＭＩＫＯさんにも心からの感謝をお伝えいたします。

そして私がのびのびと自分のビジョンを生き、マインドフルライフに目覚めることができたのも、温かく見守り続けてくれた家族のおかげです。夫のマシュー・シャフェ、女手ひとつで育ててくれた母・木蔵つる子に紙面を借りて「ありがとう」を言わせていただきます。

そして、誰をおいても本書を手に取りお読み下さった読者の皆様、本当にありがとうございました。本書がマインドフルネスを楽しく実践し、より豊かな人生を切り開くきっかけとなることを心より願っております。

二〇一七年三月

木蔵シャフェ君子

シリコンバレー式《しき》
頭《あたま》と心《こころ》を整《ととの》えるレッスン
人生《じんせい》が豊《ゆた》かになるマインドフルライフ

著者
木蔵《ぼくら》シャフェ君子《きみこ》

2017年4月25日　第1刷発行

発行者
鈴木 哲

発行所
株式会社講談社
〒112-8001 東京都文京区音羽2-12-21
電話　出版　03-5395-3522
　　　販売　03-5395-4415
　　　業務　03-5395-3615

印刷所
慶昌堂印刷株式会社

製本所
株式会社国宝社

ISBN 978-4-06-220526-9　238p 18cm
N.D.C.301

木蔵シャフェ君子（ぼくら・しゃふぇ・きみこ）
カリフォルニア・サンタクルーズ在住。ICU卒業、ボストン大学MBAを取得後、P&G、LVMHなど外資系大手の有名ブランドにて、多数のブランドマネジメントを行い、香水、石鹸、スキンケアなどで高いマーケットシェアを獲得する。独立・渡米し、医療コミュニケーション研修会社経営の後、グーグルで開発され、世界的に信頼を得ているマインドフルネスプログラムSIYの日本人初講師として認定され、グーグル、SAP、フェイスブックなどで活動。日本のビジネスにマインドフルネスを伝える先駆け的存在。拠点をシリコンバレーと日本とし、グローバルな人脈と情報を橋渡しする。一般社団法人マインドフルリーダーシップインスティテュート（MiLI）理事。著書に『世界のトップエリートが実践する集中力の鍛え方』（日本能率協会マネジメントセンター 共著）がある。

デザイン
三木俊一（文京図案室）
イラスト
石川ともこ
協力
今泉愛子
編集
依田則子